リハセラピストのための

やさしい
マネジメント
経営学

The Essentials of Business Administration
for Rehabilitation Therapists

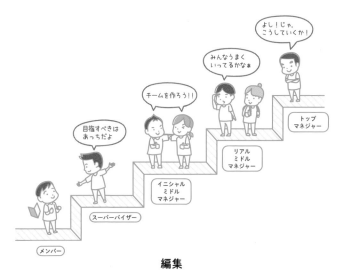

よし！じゃ，こうしていくか！

みんなうまくいってるかなぁ

チームを作ろう!!

目指すべきはあっちだよ

トップマネジャー

リアルミドルマネジャー

イニシャルミドルマネジャー

スーパーバイザー

メンバー

編集
八木麻衣子／岩﨑裕子／亀川雅人

南江堂

執筆者一覧

■編　集

八木麻衣子 <small>や ぎ ま い こ</small>	聖マリアンナ医科大学東横病院リハビリテーション室
岩﨑　裕子 <small>いわさき　ゆう こ</small>	YMCA 米子医療福祉専門学校理学療法士科
亀川　雅人 <small>かめかわ　まさ と</small>	立教大学経営学部／大学院ビジネスデザイン研究科

■執　筆 （五十音順）　　　　　　　　　　　　　　　　＊■■が執筆担当項目

岩﨑　裕子（いわさき　ゆうこ）　YMCA 米子医療福祉専門学校理学療法士科

> Ⅲ章 -C-1・C-2- ④

呉　　和英（お　ふぁよん）　那須赤十字病院リハビリテーション科部

> こんな場面に経営学，Column ⑤

小諸　信宏（こ もろ　のぶひろ）　セコメディック病院リハビリテーション部

> Ⅲ章 -C-3- ④，Ⅳ章，Column ④

近藤　千雅（こんどう　ち か）　聖マリアンナ医科大学横浜市西部病院リハビリテーション部

> こんな場面に経営学，Column ⑦

髙宮　尚之（たかみや　なおゆき）　田中ファミリークリニックリハビリテーション室

> Ⅳ章，Column ⑥

田口　泰之（た ぐち　やすゆき）　小張総合病院リハビリテーション科

> こんな場面に経営学

田崎　竜一（た ざき　りゅういち）　株式会社 Plark

> こんな場面に経営学，Column ①

宮城　春秀（みや ぎ　はるひで）　南町田病院リハビリテーション科

> Ⅳ章，Column ③⑧

森田　英隆（もり た　ひでたか）　いちはら病院リハビリテーション事業部

> Ⅲ章 -C-4- ①，Ⅳ章，Column ②

八木麻衣子（やぎまいこ）　聖マリアンナ医科大学東横病院リハビリテーション室

　こんな場面に経営学, Ⅰ章, Ⅱ章, Ⅲ章-A・B・C-2-①②③⑤⑥・
C-3-①②③⑤・C-4-②, Ⅳ章, Column ⑨

吉田　智貴（よしだ　ともたか）　セコメディック病院リハビリテーション部

　こんな場面に経営学, Column ⑩

推薦文

　わが国に理学療法士・作業療法士が誕生して 50 年が経過した．つまり，草創期に活躍された理学療法士・作業療法士が定年時代に突入したことを意味する．この間，社会保障制度は大きく変化し，理学療法士・作業療法士ならびに言語聴覚士で構成されることが多い病院・施設のリハビリテーション部門の運営は，現在では大きなパラダイムシフトを求められている．リハビリテーション部門のトップに位置するセラピストの経験による運営では立ちゆかず，構成員が大規模な場合や複数事業を担う部門では経営者や医師および事務長の管理では追いつかない運営となり，リハビリテーション部門が自ら自立した運営を行うための部門管理が求められている．そうした管理ができないマネジャーは居場所を失うことも不思議ではない時代なのである．

　このような中，経営学という異なる学問に準拠した管理学の理論を，リハビリテーション部門管理の実践学に落とし込んだ良書が本書である．まさに絶妙な時期の出版である．

　本書は，MBA（経営学修士）を取得され，実際に部門管理をされている八木麻衣子氏を中心とした 11 名の執筆者による渾身の書籍である．「経営理論を使いこなすための準備をしよう」「医療・介護施設のマネジメントに必要な知識」「リハビリテーション部門のマネジメントを考えよう」「理論から実践へ落としこもう」の大きく 4 つに章立てされている．ややもすると難しくなりがちな経営学や管理学の言葉を分かりやすく，また可愛い図を満載した 200 ページに及ぶ内容には，読者の興味を削がない編集者の心遣いを感じる．コラムも，まさに"あるある"の内容であり，理論だけでない社会実学としての部門管理の真骨頂である．

　筆者自身，管理・運営の既存学問をリハビリテーションの実践に落とし込むことを 30 数年間にわたり試行錯誤して繰り返してきたが，そうした同輩の想いや経験を形式知として整理された本書は我が事のように嬉しい限りである．

日本理学療法士協会は第53回から学術研修大会のリニューアルを実施した．筆者はその最初の大会長を仰せつかり，階層別研修として管理者研修を企画した．協会が実施している「初級管理者中央研修会」は確立しており，それを受けて「中堅管理者向けの職場管理研修」を創り出した．その企画案の先には，筆者が立教大学大学院ビジネスデザイン研究科のセミナーを受講した際の講師であった八木麻衣子氏の存在があった．本書の編集責任者である八木氏には二つ返事で諒解をいただき，その準備・運営たるや今回の執筆陣を巻き込んだ素晴らしい内容だった．筆者が「ぜひ書籍にしてください！」と懇願した際には，すでに本書の企画が進んでいたと記憶している．ついにそのときの話が実現したことはこの上ない喜びであり，社会実学の極みである．本書発刊の意義を多くの読者にご理解いただけることを切に願っている．

　本書は今日のリハビリテーション部門の中間管理者必携の一冊であり，リハビリテーション部門における管理・運営の最善の入門書として推薦します．

2020年3月

斉藤秀之
第53回日本理学療法学術研修大会 in 茨城 2018 大会長
日本理学療法士協会 副会長

巻頭言

　本書は，理学療法士，作業療法士，言語聴覚士といったリハビリテーションのセラピストのための経営学書です．セラピストの多くの方々は，経営学に親しみがないでしょう．大学で経営学を学んだ経験がある方なら分かるかもしれませんが，経営学は目的を達成するための組織運営に関する学問です．組織運営は，営利目的だけではなく，非営利の目的に対しても重要です．つまり，経済的な目的だけではなく，さまざまな目的を追求するための組織運営を対象とする学問と言えます．

　営利を目的とする代表的な組織は株式会社ですが，非営利な組織には学校，役所，警察や消防，そして病院や介護施設などの公共性の高い組織が含まれます．つまり，目的を有する組織のすべてに経営学は関わるのです．

　営利目的の組織運営は，非営利組織にも参考になります．利益を追求するということは，リターンを最大化し，コストを最小化することです．リターンとは何でしょう．金銭に換算できる営利組織では売上と考えてよいでしょう．売上が多いというのは，それだけ多くのお客さまに満足を与えていることを意味します．

　一方，コストは，売上を得るために費したもろもろの活動です．魅力的な製品やサービスを開発し，これを生産して販売する．この活動のすべてにコストがかかります．コストを上回るリターンを実現できなければ，資源を浪費したことになります．これは言い換えると，社会貢献をしていないということです．営利組織が利益を稼げないということは，そこで働いた多くの方々の努力が報われなかったということを示します．

　それでは，病院や介護施設はどうでしょう．その目的は，疾病の治療や健康の回復，自立支援など，医療サービスや介護サービスを受ける人々の肉体的・精神的な豊かさに貢献し，日常生活を送る喜びを与えることです．このようなリターンは，金銭的な価値には換算できませんが，利用者はサービスの内容を評価しています．医師や看護師，介護福祉士，そしてセラピストの仕事は，サービスを受ける人々の人生を左右し，その方々の幸福度によってリターンが測定されます．それは，組織で働くスタッフそれぞれ

の社会貢献を評価していることにもなるのです.

　ところで，組織が獲得するリターンは，組織全体のもろもろの機能が結合した成果です．自動車の売上は，営業を担う販売員の努力の成果です．しかし，自動車自体の性能や，修理・検査など整備に関するサービスが悪ければ，顧客は不満に感じるでしょう．医療機関や介護施設のリターンも，サービスを利用する人々によって，総合的に評価されます．つまり，もろもろの機能を担うそれぞれのスタッフは，組織全体の目的を共有して，リターンを最大にするように活動をしなければなりません．

　しかしながら，組織の諸活動には，資源の制約があります．とくにセラピストは，限られた時間の中で働いています．組織の目的を効率的に遂行するためには，組織内のコミュニケーションを円滑にしなければなりません．無駄な活動を省き，組織のメンバー同士の最適な結びつきを見つけることで，最小のコストで最大のリターンを得ることができます．セラピストの仕事は，医師，看護師，介護福祉士やその他のさまざまな人との協働作業です．仕事の境界を越えた組織設計には，組織に参加する人たちの意識改革も必要になるでしょう．

　本書は，リハビリテーションセラピストの方々を対象に編んだ組織運営のための本です．しかし，医師，看護師，その他の医療や介護の専門職の方々など，セラピストと協働する方々にも読んでいただきたい内容になっています．

2020 年 3 月

亀川 雅人

まえがき

はじめまして，こんにちは．
このたびは，本書を手にとっていただき，ありがとうございます．

　日々，医療や介護の現場で働いていると，患者さんの診療だけではなく，組織運営の場面でもいろいろな壁を感じます．私たちセラピストには，患者さんの診療に関連したことを勉強できる場は多く用意されていますが，自分が所属している医療機関，介護施設など「組織」をどのように運営すればいいのか，について学ぶ機会はほとんどありません．そのような中，まだまだ臨床に集中したいはずの「30代前半の中堅」あたりの年代が，職場の急激な拡張や，本来ならマネジャーに就く世代の離職などにより，意図せずにマネジメント業務を行わなければならない状況におかれている，という話を多く見聞きします．
　本書は，そんな悩ましい日々を過ごしているであろう，経営学にあまりなじみのなかったセラピストの皆さんを対象にしています．そして，臨床の職場でよく耳にする「困ったこと」や「解決すべきこと」を提示した上で，問題解決のための考え方や実践方法について，経営学的な視点で，できるだけ分かりやすく伝えることを大きな目的としています．もちろん，すでにマネジャー業務に勤しんでいる方々にも，これまでの知識や経験を整理してもらい，自分の軸足を確認できるものと考えています．
　著者のひとりである私も，日ごと医療機関で臨床・教育・研究を行うかたわら，リハビリテーション部門の管理者として，マネジャー業務をこなしているひとりです．臨床家としては，目の前の患者さんに対して最善な医療を提供することが大切なことになります．一方，マネジャーとして考えた場合，組織の方針や目標に向かい，スタッフ一人ひとりが自律して責任感を持ちながら，それぞれの能力を発揮できる環境を提供できているか，ということに心をくだく毎日であると感じます．経営学を学んだ身として，本書を通し，日頃からどのようなことを考え，そしてどのように実践をしていくか，そのエッセンスを伝えることができれば，との思いで筆を進め

ました.

　組織の運営には明確な正解はありませんし，また誰も答えを教えてはくれません．1対1の個人への働きかけから，全体を俯瞰的に見てその時々に何をすべきかを選択することまで，マネジャーが考えなければいけないことはとても広範囲です．そんな中，これまでの先人の知恵を集めた「経営理論」を参考にして，いま抱えている問題点を整理し，改善すべきことやその方法を考えぬき，それをスタッフと共有して実践することで業務の改善に結びつける．そんな理論と実践のサイクルを回すことを多く経験し，成功体験を重ねたセラピストが増えていくことが，私たちの未来の鍵を握っているような気がしてなりません.

　この本は，そんな考えを共有してくれた研究会の仲間との，約5年に渡るいろいろな議論から生まれてきたものでもあります．マネジャーに特別な能力は必要ありません．大切なのは，考えぬく姿勢，やりぬく力，そして，ほんの少し人のことを優先して考える利他的な心と勇気です．この本を読んだあと，これからの私たちセラピストの未来を担うであろう，たくさんの若手から中堅世代のセラピストの方々が，組織運営におけるさまざまな壁を越える勇気をもち，そして実践していってくれることを願います.

　2020年3月

八木麻衣子

目　次

Column

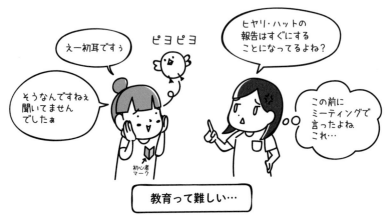

「あ〜，そうでしたっけ？」「え〜，そうなんですね〜！」「聞いてませんでした〜！」

　後輩からのこのような返事，ついイライラしてしまいますよね．

　原因は相手の記憶力なのか，理解力なのか，はたまた自分の説明の仕方なのか……．

> ここは，こちらの認識を変え，
> いろいろとやり方を変えてみませんか？

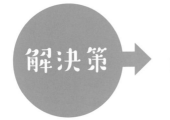

p106 の解決編へ GO!!

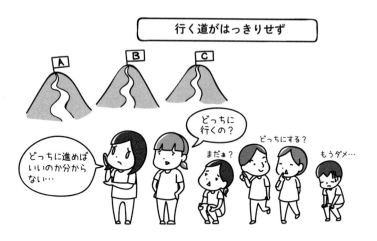

私たちが目指すべきはあっちの山か，こっちの山か，はたまたそちらの山頂か？ 方向性が決まらないことで，メンバーのモチベーションも下がりっぱなし……．

じつは，成すべき目標である「ビジョン」を持つことが，組織の運営する上で何よりも大切なことなのです。

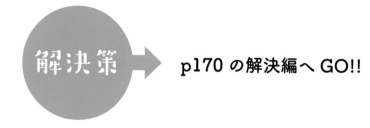

解決策 → p170 の解決編へ GO!!

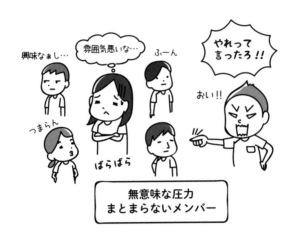

高圧的な上司，言うことを聞かないバラバラなスタッフ．

そして，どうしようもなくギスギスした雰囲気に包まれた職場……．

誰もこんな状況では働きたくないですよね．

でも，安心してください．
職場の雰囲気を変えていくことは可能なのです．

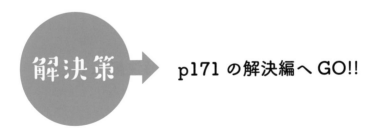

解決策 → p171 の解決編へ GO!!

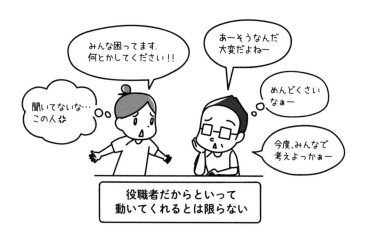

上司が話を聞いてくれない．聞いてくれたとしても，何も動いてくれない．そのため，状況が何も変わらない……．

組織のために働くことができるのは，何もリーダー（役職者）だけとは限りません．

フォロワーとしての技術を磨くことで，リーダーとともに状況を変えていくことができるのです．

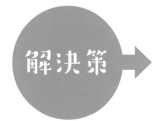

解決策 ➡ p134 の解決編へ GO!!

この本の使い方

　方向性が見えない職場，バラバラな組織……．先に挙げたような悩みを抱えているセラピストは少なからずいることでしょう．この本は，そんな「職場の課題」について，これまであまり経営学になじみのなかった人たちに，経営学的な視点から問題解決を行うための考え方や実践方法のヒントを，できるだけ分かりやすく伝えることを目的にしています．

　実際のところ，この本を手に取ったセラピストの皆さんのうち，これまでに経営学に触れたことのある人はそう多くはないと思います（もちろん，そうでない人にとっても，読みごたえのある本になるように心がけました）．そこで，ここではまず，皆さんの理解の助けになるように，本書の全体の構成や各章の論点，それらの読み進め方について紹介しておきたいと思います．

　Ⅰ章『経営理論を使いこなすための準備をしよう』では，経営理論を使いこなすための心構えについてまとめています．「なーんだ」と思われるかもしれませんが，頭でっかちに経営理論を振りかざしたとしても，物事は決してうまくいきません．経営理論を有効に使いこなすためには，この心構えがとても重要です．

　医療専門職の私たちが経営学を学ぶ大きな目的は，**経営理論を体系的に習得し，その言葉の意味を十分に理解し，周囲で起こっている物事の全体像を広い視野で捉え，最善の対処方法を選択し，そして勇気をもってそれらを実践できるようになること**です．

　この流れが理解できるように，経営理論とは何かを説明したのち，基礎となる経営理論の全体像を提示しています．また，最善策を選びとるための基本的な姿勢である「クリティカル・シンキング」について述べたのち，頭で考えたことを実践に落とし込むために必要な考え方，理論と実践のサイクルの回し方について紹介します．

Ⅱ章『医療・介護施設のマネジメントに必要な知識』では，まず私たちセラピストの日々の臨床現場を取り巻く「医療・介護制度」や「外部環境」についてまとめています．さまざまな戦略や計画を立てるためには，制度そのものや外部環境の変化について，最低限の知識や情報を得ておくことが欠かせません．とくに，地域完結型の地域医療構想（ご当地医療），地域包括ケアシステムの構築が進む現在の政策について，その流れが理解できるように配慮しています．

次に，医療・介護施設の一般的な特徴をまとめています．医療・介護施設のおおまかな組織構造や，経営資源（とくに人的資源の重要性）について理解した上で，それらを有効活用し達成すべき目標は「医療の質」の向上であることを理解していきましょう．

Ⅲ章『リハビリテーション部門のマネジメントを考えよう』からは，いよいよリハビリテーション部門のマネジメントを考えていきます．

まず「A．リハビリテーション部門の特徴」では，リハビリテーション部門の特徴を，診療サイクルや多職種協働の観点から理解していきましょう．とくに，私たちが果たすべき役割を，地域の診療サイクルの中から見出していくことが大切です．

次に「B．リハビリテーション部門におけるマネジメント」からは，本格的にリハビリテーション部門におけるマネジメントを深堀りしています．まずは，セラピスト個人のキャリアをどのように考えるか，とくにマネジャーとしてのキャリアの進み方を紹介しています．一般的に，「マネジャー」というと，主任など何らかの役職に昇進して複数人の部下を持った人，というイメージがあるかもしれません．しかし，本書では，「後輩教育を任されたスーパーバイザー」も，組織にとって最も大切な取り組みの一つである人材（後輩）教育を任された責任あるマネジャーの初期段階として考えています．

本書では，その後のマネジャーとしてのキャリアラダーを，複数のメンバーで構成される「集団」を任された「イニシャル・ミドルマネジャー」，「複数の集団」を任されるのと同時に運営を助ける組織の要でもある「リアル・ミドルマネジャー」，そして部門全体を統括する立場となる「トッ

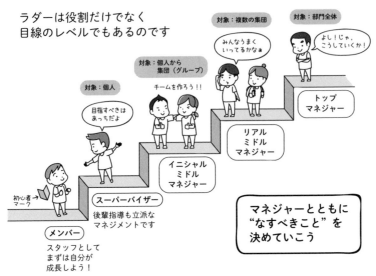

ラダーは役割だけでなく
目線のレベルでもあるのです

対象：複数の集団

対象：部門全体

みんなうまく
いってるかなぁ

よし！じゃ，
こうしていくか！

対象：個人から
集団（グループ）

チームを作ろう!!

トップ
マネジャー

対象：個人

目指すべきは
あっちだよ

リアル
ミドル
マネジャー

初心者→
マーク

イニシャル
ミドル
マネジャー

スーパーバイザー

後輩指導も立派な
マネジメントです

マネジャーとともに
"なすべきこと"を
決めていこう

メンバー

スタッフとして
まずは自分が
成長しよう！

図　マネジャーとしてのキャリアラダー

プマネジャー」としています（**図**）．それらのキャリアラダーごとに，知っ
ておくべき優先度が高いトピックについて，経営理論や実践方法を提示し
ています．

　また，各セクションの最後には「**経営学的キーワード**」を提示していま
す．その先，経営学についてもっと知りたいと感じた方は，このキーワー
ドを検索するなどして知識を深堀りしていくことが可能です．

　**IV章『理論から実践へ落とし込もう：ワークショップ・グループディス
カッションの作り方』**では，私たちが実際に行ったワークショップについ
て，その過程を余すことなく公開しています．ワークショップやグループ
ディスカッションは，**経営理論を用いて問題点を整理しその解決策を見つ
ける，つまりは「理論と実践のサイクルを回す」ために有効な方法**です．
ぜひ，自分の職場での活動の参考にしてもらえればと思います．

　本書に目を通すにあたっては，どこから読み進めてもらってもかまいま
せん．しかし，できれば I 章に記載した「経営理論を使いこなす心構え」

や「経営理論の使い方」を理解した上で，現在の自分が属しているマネジメントレベルを意識しながら読み進めると，より理解が深まると思います．また，ミドルマネジメントのレベル以降は，戦略や事業計画の策定においても俯瞰的にものを見る能力が必要不可欠となります．そのためには，外部環境である医療・介護制度そのものや，政策の変遷，そして診療サイクルの中で自分たちが果たすべき役割の理解が必須となります．よって，Ⅱ章の内容を念頭に置いた上で，Ⅲ章以降を読むことをお勧めします．

　Ⅲ章では，現場で日々悩みを抱えながら活動する，さまざまなマネジメントレベルの人物（皆さんと同じようなセラピストです）が登場します．各セクションは，彼ら彼女らが抱えている問題を具体的に提示した上で，経営学的にはどのように考え，どのように対処していけば最善の策が得られる可能性が高くなるのか，という観点でまとめています．読者の皆さんにも，きっと**自分の状況を投影できる登場人物がいる**と思います．読み進めながら，「これは自分にも起こりうることであるが，解決できる問題でもあるのだな」という気持ちになってもらえれば何よりです．

　この本で語られていることの多くは，「組織」や「チーム」としてどのように成果を上げていくのかを考えていくことを基本としています．個人で成し遂げられることは小さくとも，集団としてならばその何倍もの結果・効果・価値を得ることが可能です．

　そして，私たちのだれもが，組織にとっての「インフルエンサー」となれることも忘れないでください．それは，役職が上の人，という意味ではありません．**フォロワーとして，組織に良いインパクトを加えることは十分に可能**なのです．

　　　　さあ，一緒にその一歩を踏み出しましょう！

I
経営理論を
使いこなすための
準備をしよう

1. 経営学を理解する

「役に立つ」経営理論の使い方とは

経営学・経営理論の情報はあふれているのに，問題は山積みのまま？

　書店に行くと，世の中のビジネスパーソンに向けて，経営学に関連した多くのビジネス書が並んでいる光景を目にします．「これで問題解決！」「これさえ読めば大丈夫！」などと景気の良い言葉があふれていますが，実際には業績を上げている会社ばかりではなく，赤字が続いて倒産してしまう会社も数え切れません．不正やハラスメント，そしてさまざまな企業不祥事も問題になっています．

　セラピスト向けの組織マネジメント研修を行うと，たまに「経営学は実際の医療現場の運営に本当に役に立つの？」と言う方がいます．確かに，本を読んで知識として経営理論を学んだだけでは不十分であると言わざるをえないでしょう．経営理論は，考えるためのフレームワークを提供してくれるものであり，何となく行っている意思決定や習慣化している行動を合理的に整理することで，具体的な問題点や解決策を発見するための手助けをしてくれます．問題点を具体的に捉えることができれば，あなたの考えていることを第三者に説明するときにもより説得力のあるものになるはずです．

　しかし，経営理論を使いこなすためには，言葉の意味を十分に理解し，実践することで初めて役に立つものである，という心構えがとても大切になります（**図1**）.

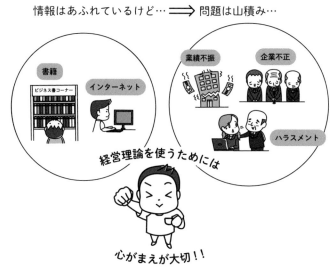

図1. 経営理論を使う前提

まずは経営学・経営理論を理解しよう

　組織を運営する，企業を経営する，ということはどのようなことなのでしょう．一般的には，自分たちの組織がもつ資源である「ヒト」「モノ」「カネ」そして「情報」を有効に活用して最大限の結果を創造することで，その組織の「価値」を高めることを目的にしています．しかし，困ったことに組織の運営に絶対的な正解はありません．経営理論は，バラバラな問題を整理し，何を解決すべきなのか，そのためには何が重要で何が些細な要素なのかを仕分けし，合理的でバランスのとれた意思決定を行うことを助けてくれる原理原則なのです（図2）．

　また，経営理論は，「正解のない活動の中で，最善策を導くために先人の知恵を集約した思考方法」とも言い換えることができるでしょう．私たちがいる医療・介護現場を取り巻く環境は，社会情勢（少子高齢化や疾病構造の変化）だけでなく，診療報酬改定などの政策を通しても常に変化しています．社会的な動向を想定しつつ，全体を俯瞰・把握するために必要な情報を収集・整理して分析を行い，適切に対応していく術を身につけることはとても重要です．そして，常日頃から経営理論を活用して最善策を求める思考法のトレーニングを重ねておくことは，例え複雑な状況に置か

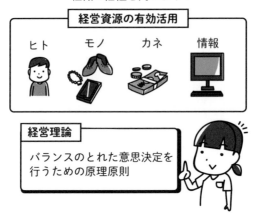

図2. 経営資源と経営理論

れたとしても，組織の目標達成を目指すため，戦略的な行動を選び取るための基盤となるのです．複雑なことを単純化して考えることができれば，納得できる解答が得られるのです．

ビジネスパーソンでも医療専門職でも，経営学・経営理論を学ぶ目的を明確に！

　あなたが医療専門職でありながら，経営学（マネジメント）や経営理論に興味をもち，学びたいと思ったのはなぜでしょうか．望まない昇進，バラバラな組織，うるさい上司，言うことを聞かない後輩，辞めていく中堅，そして漠然とした現状への不満……，理由はさまざまだと思います．しかし，今の状況を変えてもっと働きがいのある職場にしたい，そして，組織として個人では成し遂げられない結果を出したい，という思いを抱いている人も多いのではないでしょうか．実は，皆さんが持っているこのような問題意識は，一般の企業に勤めているビジネスパーソンのそれと大きな差はありません．

　マネジメントの目的は，限られた経営資源を有効に活用して組織の力を最大限に活かし，最上の結果を出して組織の「価値」を高めることであることは述べました．医療や介護の現場においても，組織として効率的に人

材を採用・育成し，医療提供体制を整え，メンバーの努力の総和以上の結果を達成して患者や利用者に還元し，組織全体の価値をどのようにして高めていくのか．医療専門職の私たちが経営学を学ぶ最も大切かつ重要な目的は，この経営資源である，「ヒト」，「モノ」，「カネ」，「情報」についての経営理論の基本を体系的に習得し，身の回りで起こっている物事の全体像を俯瞰的に捉える能力を磨き，最善の方法を選択し実践できるようになることなのです．「医療や介護だから一般の会社とはちょっと違うよね」という先入観を捨て，物事をクリアに見る力をつけていきたいものですね．

経営理論を使いこなせる人，使いこなせない人は「実践力」で決まる

　本当のことを言えば，経営学や経営理論を学んでも，その全員が結果を出せるわけではありません．結果を出せる人の多くは，まずは自分たちのすべきこと，いわゆるビジョン（理想，目標）やミッション（使命）が明確です．「この組織において，私たちセラピストの役割は何なのか，どのような役割を期待されているのか」など，私たちの存在意義に関わるコアな部分がしっかりしていれば，おのずと目指すべき方向は決まってきます．

　次に，自分たちの経営資源の過不足や，強み・弱みを客観的に評価し，理解しています．充足している部分はさらなる「強み」として活用を試み，不足している「弱み」の部分については，他者との協力を通して補うことをためらいません．また，仕事のプロセスについても定期的な評価を行い，必要があればメンテナンスを行うことを当たり前としています．

　このような能力は，私たちが教科書を読んだだけでは臨床現場で患者を診ることが難しいのと同じく，経営学の本を読んだだけでは身につきません．せっかくの経営理論を使いこなすには，実践を積み重ねて精度を上げていくことが大切です．場合によっては，失敗経験から学ぶこともよくあると思います．しかし，何もせずに手をこまねいているよりは，まずは理論を用い現状をよく分析して問題点を把握し，現場に即した対応策を考え，実際にアクションを起こしてみる．この「理論」と「実践」のサイクルを回し続けることこそ，マネジャーとしての能力を上げるための第一歩なのです（図3）．

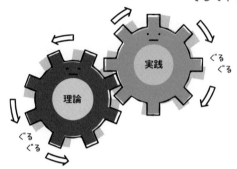

図 3. 経営理論と実践の関係

Let's give it a shot with deep thinking !
（よく考えた上で思い切ってやってみよう！）

2. 基礎となる経営理論

経営理論は
ニュートラルなマインドで使いこなせ！

経営戦略は「成すべきこと」を記した地図である

　組織は基本的に「経営戦略」に基づいて動きます．経営戦略とは，「何を成すべきか」という目標や目的を決めることです．一般的なビジネスの世界では，競争環境の中で勝ち残るために強みを活かせる領域を探し，達成すべき目標や目的を決めていきます（**図1**）．さまざまな事業を多角的に行う会社もあれば，1つの事業に特化する会社もあります．病院でも，内科から外科など多くの診療科を持つところもあれば，特定の診療科に特化する病院もあります．自分たちが所有する資源によって，何ができるのか，何が得意なのかを検討し，その仕事を効率的に達成するためにメンバーに仕事を割り振ります．これが組織を作るということです．そのため，達成すべき目標や目的の内容が異なれば，おのずと組織は違ってきます．

　一方，「成すべきこと」が不明なまま組織が存在し続けたとしても，それは意味のない人々の集まりになってしまいます．組織を持続的に活動させるためには，一般の会社であろうが，病院や介護施設であろうが，「成すべきこと」を明らかにする経営戦略が必要なのです．

事業計画で組織の資源を結合せよ！

　この経営戦略に基づき，将来的に「こうありたい」という組織のビジョン（理想，目標）で方向性を示した上で，経営資源である「ヒト」「モノ」「カネ」の配分や補強についての方策や計画を示したものが「事業計画」

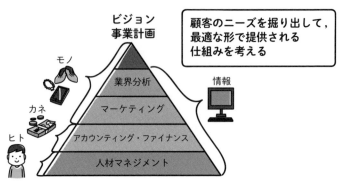

図1. 基礎となる経営理論の全体像

です．医療情報化が進む現在，「情報」も重要な経営資源として扱う必要があるでしょう．

　ビジョンを達成するためには，まず自分たちが属する業界についてよく知る必要があります．**業界内にどのようなプレイヤーが存在するのか，製品やサービスの売り手（医療や介護の提供側）や買い手（患者や利用者側）の交渉力，競争企業間（地域の競合病院や競合施設）の関係，代替品（健康関連サービス，保険外サービス）の有無，新規参入者（新設の病院や施設）の有無，技術や法律，顧客（患者や利用者）の動向などを分析することは，事業計画の策定には必要不可欠です．**

　事業計画では，いつ，どこで，誰が，誰のために，何を，どのような方法で，どのような規模で提供するかを決めていくことが必要になります．例えば，新しい病院でリハビリテーション部門を立ち上げるための計画を考えてみましょう．診療科ごとの治療内容から，リハビリテーション医療サービスを受ける人々の需要を見積もり，それに適した供給体制を準備します．開設の時期や場所，提供可能な疾患別リハビリテーションの種類や供給量，その提供方法などを検討して，1つの事業計画にまとめなければなりません．セラピストの数は，病床数やサービスの内容によって異なります．急性期の早期離床を推し進めるのであればICUへ「ヒト」を潤沢に配置する必要があるでしょう．一方，眼科や耳鼻咽喉科病棟には必要ありません．戦略に基づいた事業計画は，「ヒト」「モノ」「カネ」，そして資源を活かすための「情報」を最適に結合することが大切なのです．

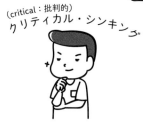

（critical：批判的）
クリティカル・シンキング

図2. 経営理論を用いるときの基本姿勢

その上で「モノ」の管理として，顧客のニーズを掘り出し，最適なかたちで提供される仕組みを考えるのが「マーケティング」です．仕組みを実現するための「カネ」の管理がアカウンティングやファイナンス，実際に「ヒト」をどのように教育し，どのように計画を実行していくのかを検討することが人材マネジメントとなります．

最善策を選びとるために
クリティカル・シンキングを身につけよう！

さまざまな経営理論を用いるときの基本的な姿勢として大切なのが「クリティカル・シンキング」です．クリティカル（critical）とは「批判的」という意味ですが，ものごとをすべて批判的に捉えようとするものではありません．クリティカル・シンキングは，目の前の事象や情報を鵜呑みにすることなく，「本当に正しいのか？」「本当にそう言い切れるのか？」と客観性や批判的精神をもって考え，しっかりと考察した上で最善策と思われる結論を導くための考え方の基本です．

クリティカル・シンキングを可能とするためには，3つの基本姿勢が必要となります（図2）．1つ目は，**常にそれを検討する「目的」が何かを意識すること**です．そもそも目的が定まっていない場合，議論の方向性は簡単にぶれてしまいます．2つ目は，**人には誰しも「考え方にクセ」があることを認識すること**です．人の考え方は，親の教えや育ってきた環境，学校や会社での教育，得てきた知識や経験などで決まるため，自分の常識

（画像内テキスト）「目的は何か？」を意識する　「考え方にクセ」があることを認識する　「問い続ける」ことで日頃から考える習慣をつける

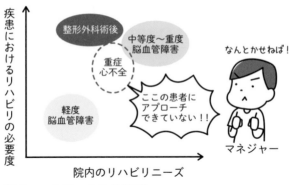

図3. マトリックス分析例

が他人の非常識である場合も多いのです. また, 経験が豊富で, 過去に成功体験があったりする人ほど, 既存の枠組みの中で問題解決を図ろうとする傾向がみられます. そして最後の3つ目は,「**問い続ける**」ことです. 何らかの結論に達したと思っても, そこで考えることを止めず, さらに「だからなに?」「なぜ?」「本当にそうなのか?」と問い続けることで, 日頃から考える習慣がつき, 実際に考える力が磨かれるのです.

まずは「切り口」としてフレームワークを活用しよう!

　実際に経営理論を用いるときには, 何らかのフレームワークを使い, 自分たちの環境や状況について可視化・言語化することから始めてみてはどうでしょうか.**フレームワークはものごとを見る視点を定めてくれる「切り口」です**. 何かしらの切り口があることで, 複雑に見える事象をある程度効率的に整理することが可能となります.

　例えば, マトリックス分析は, 意味があると思われる2つの切り口(セグメント)を軸として抽出し, 分析対象をプロットすることで問題点を「視える化(可視化)」するのに役立ちます. そこで, リハビリテーションの必要度と, 院内でのニーズの2つの軸に患者層をプロットしてみましょう (**図3**). ニーズが存在するにも関わらず, 実際には取り組めていない対象を明らかにすることができれば, 環境整備や人材採用などの意思決定にとって重要な判断材料となります. その他, ビジョンや戦略を考えると

表1. 基本的なフレームワークとその使い方

フレームワーク	目的	切り口	医療・介護で例えると
3C分析	施設を取り巻く状況を3つの視点から整理し理解する	Customer（顧客） Competitor（競合） Company（自社）	患者，利用者，行政 競合先，連携先 自分の施設
SWOT分析	施設が置かれている環境を内部・外部の要因から分析する	内部環境 　Strength（強み） 　Weakness（弱み）	設備・人材が充実している 病院の規模が小さい
		外部環境 　Oppotunity（機会） 　Threat（脅威）	高齢化で患者が増えている 競合病院の進出
STP分析	製品やサービスの市場での位置づけを整理する	Segmentation（セグメント） Targeting（ターゲット） Positioning（ポジショニング）	診療科，患者のニーズなどを細分化 細分化したうち，どこに狙いを定めるか 競合先との立ち位置の違いを明確にする
4P分析		Product（製品） Price（価格） Place（流通） Promotion（プロモーション）	提供する医療・介護の内容 利用者の自己負担 立地など 情報の積極開示，広報活動など

きに，全体像を把握するためによく使用されるフレームワークとしては，組織が置かれた環境と自分たちの強み・弱みの関係を把握する「SWOT（Strength, Weakness, Opportunity, Threat）分析」，製品やサービスの市場での位置づけを整理するための「STP（Segmentation, Targeting, Positioning）分析」や「4P（Product, Price, Place, Promotion）分析」などが挙げられます（**表1**）.

大切なのは，既存の枠組みに囚われない自由な思考です

　クリティカル・シンキングのための基本姿勢でも述べた通り，私たちは無意識のうちに自分の枠内でものごとを考えがちです．やっかいなのは，経験値の高い人の方が，過去の成功体験に縛られやすいことです．セラピストの世界でも，経験を重ねた人ほど，新しいことをなかなか受け入れづらくなる傾向があるかもしれません．

　しかし，既存の枠組みに囚われずにフラットで自由な思考でさまざまな分析をすることができれば，ものごとの本質をつかみやすくなります．**組織をマネジメントする立場の者こそ，それまでのやり方や考え方をリセットし，フラットかつ自由な思考でものごとを考えられる能力が必要となる**のではないでしょうか．

3. 理論を実践に落とし込む技術

明確な目標を分かりやすい言葉で
しっかり伝えよう

理論は現場の状況に落とし込んで応用しよう！

　思い出してみてください．学生時代，数学や物理学で多くの公式を学んだ人も多いと思います．しかし，公式は覚えるだけではなく，それを応用して問題を解かなくては何も始まりません．これは経営学や経営理論を学ぶ上でも同じです．経営理論は，正解のない中での最善の策を導くための「公式」であり，リアルワールドで目標達成や問題解決を成すための取り組みを現場で実践できるよう，具体的な方法に落とし込むことが重要となります．

　「理論を実践に落とし込む」とはどのようなことでしょうか．例えば，ある病棟で在院日数の短縮を目指した取り組みを行うとします．まずは，実際の在院日数がどのくらいなのか，在院日数延長に関連しているとおぼしき原因が何なのか，医療経営的な視点の先行研究から客観的な分析が必要です．可能性の高い原因が判別できれば，その対応策を考えることができます．ここまでは理論の活用であり，いわゆる「頭で考えたこと」です．

　実際に現場でスタッフをまとめ，取り組みを展開していくためには，「在院日数短縮は何のために行うのか」という目的を明らかにし，そうすることでどのような効果が見込めるかを説明し，スタッフの意識の統一を図ることが大切になります．また，チームやスタッフの成熟度や力量を推し量り，それに見合った具体的な目標や対応策を提示し，現場のオペレーションとして浸透させる必要があります．無駄な業務の洗い出し，効率的な方

23

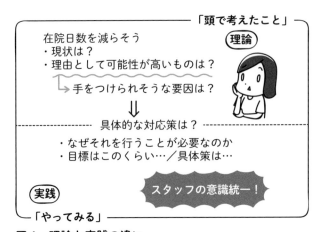

図1. 理論と実践の違い

法の検討などを通じ，標準的な行動をマニュアルとして作成し，これを実行していきます（**図1**）.

　フレデリック・テイラー（Frederic W. Taylor）は，**科学的管理法**を提唱しました．それまで成り行き任せであった作業工程の動作を時間で測定し，1日のノルマとする課業管理を行いました．それは，客観的で標準的な作業量の設定であり，これによって目標を効率的に達成することが容易になります．セラピストの活動も，標準化可能な部分を科学的に抽出することで，病期ごと，病棟ごと，疾患別リハビリテーションごとなど，業務ごとの活動目標を設定し，効率的に達成することが初めて可能となります．これがいわゆる「実践」です．

オペレーションを実行するためには人間力が必要！

　原因を明らかにして効果的な対応策を考えたとしても，現場のスタッフの協力が得られなければ事はまったく運びません．まずは協力を呼びかけるためのコミュニケーション能力やプレゼンテーション能力が必要です．新人教育システムの改善，医療安全マニュアル遵守の推進など，どのような取り組みにおいても，その中心にいる人がその事案に対してどれだけの熱量を持っているかが大切です．現場のスタッフは，思っている以上にマネジャーの言動を観察しています．熱意をもって語らなければ周囲の行動

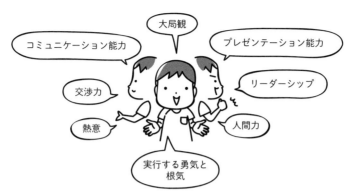

図2. 実践を回すためにはファシリテーション能力が必要

は変わりません.

　また，ファシリテーターとしての役割も重要です．**ファシリテーション能力**とは，場を提供して参加者の発言を促した上で，話の流れを整理して合意形成や相互理解をサポートし，組織が同じ目標に向かって機能的に動けるようにまとめる力です．その他，判断力，決断力，交渉力，リーダーシップ，さらに言えば，強い意思，大局観，ビジョン，人望，ユーモアなどいわゆる「**人間力**」が，結果を左右する要因であることは言うまでもありません（**図2**）．いずれにしても，まずは個人の能力を磨くことが重要です．

　この「人間力」の中には，計画を行動に移す勇気も必要になります．理論を現場に落とし込み，どんなに素晴らしい計画を立てたとしても，不確実性（リスク）を恐れて実行しなければ結果を残すことはできません．理論は先人の知恵を集めたものではありますが，対象，環境，状況は千差万別であり，少なからず理論と現実（実践）の間にギャップは存在します．しかし，ギャップが分かればやり方を改善することは可能ですし，おのずと経験値も上がるのです．

ムリをせず，「少しがんばれば手が届く」目標を目指そう

　何らかの取り組みにおいて結果を出すために，目標設定はとても重要です．在宅復帰率を上げる，在院日数を減らす，離職率を下げる……．組織の運営ではさまざまな「業績」が求められますが，あらゆる結果や業績は，

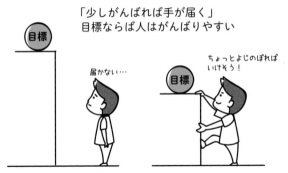

図3. 目標設定の考え方

決して一足飛びに達成することはできません．経営理論を実践に落とし込み，勇気を持ってそれを実行したとしても「結果が出ない」ときには，目標設定が適切かどうかを検討する必要があります．

　目標があまりにも高過ぎる場合，ヒトや組織のモチベーションはあまり上がりません．最も心をくすぐるのは，**「少しがんばれば手が届く」**という目標設定です（**図3**）．私たちがリハビリテーションプログラムを策定する場合，ゴールまでの期間を確認しつつ，1日の目標を設定してその結果を確認し，翌日のプログラムに反映させていきます．その際に，日々のプログラムの中で，とても達成不可能な課題を提示することはしないでしょう．また，ある一定の期間ごとに再評価を行い，ゴールの修正を行うことも当たり前であると感じるでしょう．これは組織の運営においても同じです．毎日の**PDCA（Plan-Do-Check-Act）サイクル**（☞ p108）を回しつつ，1週間単位，1か月単位，そして年単位のPDCAサイクルを策定し，それを回していくことが必要なのです．

　結果を出す人たちの多くは，理論を実践に落とし込み，適切な目標を設定して必要な対応策を実行し，数多くの応用問題を解いて成功体験を重ねています．その結果，目標設定はより現実的となり，大きな失敗も少なくなっていくのです．

Every failure is a stepping stone that leads to success !
失敗は成功のもと！

4. 理論と実践のサイクルの回し方

理論を学び，実践して
結果を評価していこう

医療・介護現場でも貴重な資源の有効活用のため，
理論と実践のサイクルを回せ！

　経営（マネジメント）は，理論と実践のサイクルを回し，組織において限られた経営資源である「ヒト」「モノ」「カネ」「情報」を有効活用して最大限の成果を創造し，組織の価値を高めることを最大の目的としています．一般的に，企業にとっての成果は金銭的なもの（収益や株価）であることが多いため，経営学や経営理論に対して，「いかにして儲けるか」が唯一のテーマであるような印象を持つ人もいるかもしれません．

　確かに，営利を目的とした会社は，儲けなければ存在意義がありません．そもそも，会社は私的な財産を投入して設立されるため，投資した資金を回収し続けなければ会社を存続することはできません．そのために，コストを上回る価格で，多くの人が求める製品やサービスを提供しなければならないのです．

　一方，社会にとって必要不可欠で十分に高い価値や満足度があっても，利益を稼ぐことができない仕事があり，医療や介護はその典型だと考えられます．例えば，所得の少ない人が，高額な医療費のかかる疾患に罹ったらどうでしょうか．貧しい人が，必要な医療や介護サービスを受けることができないというのは，日本人の価値観にはそぐわないでしょう．「儲からないからやらない」ではなく，「儲からなくてもやらなければならない」という仕事が存在するのです．

そのため，医療・介護の現場のみならず，電気，水道，警察や消防などの儲けを目的とすることはできない仕事では，事業や組織の目的に応じて，金銭的利益に代わる「成果」の定義が必要になります（これは，家庭生活や子育てにも当てはめることが可能です）．しかし，**成果を上げるために，希少な資源を用いることには変わりはなく，その効率的な利用を可能とするためにも経営学を学ぶ必要がある**のです．そして，経営理論を医療・介護の現場で使いこなすためには，「理論を学び，実践として実行し結果を評価する」というサイクルを繰り返し，応用問題を解き続けて経験を積むしかありません．

　あらためて，理論と実践のサイクルを回すためのステップを確認しておきましょう．

①明確なビジョンを掲げよう

　ビジョンとは，組織として将来的に「こうありたい」という理想像です．ビジョンを掲げることで，自分たちの目指すべき理想像が定まり，戦略や事業計画も考えやすくなります．例えば，急性期病院のリハビリテーション部門のビジョンを，「病院の提供する医療の価値を最大化するため，診療協力部門として身体・認知機能が低下しているあらゆる患者に対し，適切なタイミングで介入し，速やかな ADL（日常生活動作）の改善に寄与できる部門」などとして，スタッフ全員の共通目標として掲げることもできます．

②適切な理論を選び，マネジャーはまず考え続けよう

　医学論文のエビデンスにグレードがあるように，経営理論にも質の高いものとそうでないものが存在します．実験，調査や観察などからデータを収集して実証しているものと，高名な経営者ひとりが言っていることを比較した場合には，やはり前者の方が一般化されたものとして信頼性は高いと言えるでしょう．

　前述のリハビリテーション部門のビジョンを達成しようと考えたとき，マネジャーは，まずは現状を客観的に把握することが重要です．その上で，❶院内に潜在的な患者がどの程度存在するのか，❷資源（とくに「ヒト」，人材）は充足しているのか，❸充足していなければ，どのように補充して

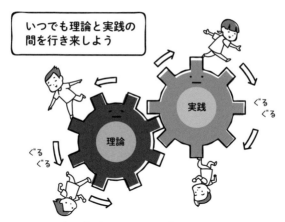

図1. 理論と実践の間の行き来

いくのか，❹最終的な指標となる具体的なアウトカム（結果・目標）は何なのか，を考える必要があるでしょう．

③理論を現場の実践に落とし込もう

　理論を用いて状況を分析し，資源を精査し，少し手を伸ばせば届きそうなアウトカム（目標）を設定したら，次は実践の場で実行するために，具体的な目標，目的，方法を現場の全員で共有する必要があります．ビジョンに込められた思いやエビデンス，そしてその必要性などについて，スタッフのコンセンサスを得ることが大切です．方法としては，リーダーによるプレゼンテーション，ミーティングや，後で述べるワークショップの活用なども有効な場合があります．

④理論と実践を行ったり来たりしてギャップとの溝を埋めよう

　計画したことは，勇気を持って実行して結果を評価します．そして，全体が円滑に動いているか，目標とする方向から大きく外れていないかなどを適宜チェックしていく必要があります．目標と実績のギャップを認識した場合は，それを改善していくように，引き続き理論と実践のサイクルを回していくことが大切です．

⑤結果が出るまで継続してみよう

　大きなビジョンを達成するためには，目の前の目標をクリアしながら徐々に階段を上がっていくイメージを持つと良いと思います．ゴールが高

ければ高いほど，その達成には時間も段階もかかります．また，うまくいっているなと思うときほど，それらが「組織文化」や「組織風土」（☞p155）として定着するまで，「やり続ける」ことが必要です．せっかく組織が良い方向に変わってきたとしても，中途半端なところでその取り組みをやめてしまうと，元の状態に戻ってしまう，ということが多く報告されているのです．

　さあ，理論と実践の両輪を回して，専門職集団組織として個人では成し遂げられない，大きなビジョンの達成を目指しましょう（**図1**）！

II

医療・介護施設のマネジメントに必要な知識

1. 医療制度の特徴

医療は社会のインフラストラクチャー

　ここからは，私たちが働く医療や介護の現場を取り巻く環境について見ていきましょう．戦略や事業計画を立てるためには，制度そのものやこれからの外部環境の変化について，必要最低限の知識や情報を得ておくことが必要です．

世界的に評価の高い日本の国民皆保険制度

　日本の医療制度の最も大きな特徴は**国民皆保険制度**です（図1）．国民全員が保険料を払い，何らかの公的な医療保険に加入するこの制度では，本人やその家族が病気やケガをした場合，医療保険を扱っている医療機関に保険証を提示すれば，検査，医師の診察・診療，処置，薬剤の処方・給付，そして私たちセラピストが提供するリハビリテーション医療などを，一定の金額（年齢や保険の種類に応じて1〜3割）を負担することで受けることができます．

　そして，もう一つの大きな特徴が**フリーアクセス**です．日本では患者本人の意思で「いつでも，誰でも，どこでも」医療機関を選ぶことができ，軽い風邪やちょっとした腰痛でも，専門病院や大学病院で診療を受けることが認められています．実はこのような状況は諸外国では珍しく，専門性の高い診療を受ける場合には，かかりつけ医や登録医，国によっては民間

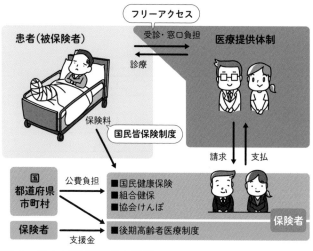

図1. 日本の医療制度の概要

の保険会社が患者の受ける医療サービスの流れを振り分けていることも多くあります．その場合，所得に応じて受けることのできる医療サービスに差が生じることになります．

　公平性を重視した日本の医療制度が，国民の健康増進に寄与してきたことは言うまでもありません（平均寿命や健康寿命の各国比較をみれば分かりますね）．世界的な評価も高く，WHO が評価した保健サービス達成度では 2000 年時に世界 191 ヵ国中第 1 位（**表1**）[1]，また 2019 年に新たに更新されたランキングでも全体の 10 位と依然上位を保っています [2]．世界的な科学雑誌『the Lancet』でも「この 50 年間で目を見張るような実績を上げた医療システム」として特集が組まれています [3]．さらに，いくつかの国では，日本の国民皆保険制度を参考にしたヘルスケアシステムを導入する動きも見られています．

国民皆保険制度の内容を決めている「診療報酬制度」

　国民皆保険制度の内容を決めているのが**診療報酬制度**です．医療保険の中で受けることのできるすべての医療行為は，1 点 10 円の診療報酬点数として全国一律で国による公定価格が決められています．医療機関が診療

表1. WHO による保健サービス達成度の比較

国名	健康の達成度		保健サービス 達成度総合
	健康寿命	健康の公平性	
日本	**1 位**	**3 位**	**1 位**
オーストラリア	2 位	17 位	12 位
フランス	3 位	12 位	6 位
イタリア	6 位	14 位	11 位
カナダ	12 位	18 位	7 位
英国	14 位	2 位	9 位
ドイツ	22 位	20 位	14 位
米国	24 位	32 位	15 位

〔World Health Organization: The World Health Report 2000: health systems: improving performance, 2000 <https://www.who.int/whr/2000/en/>（2019 年 7 月閲覧）より作成〕

報酬点数を申請するためには，設備，人員配置，医療提供体制など，同じく国が定めた施設基準を満たす必要があります．診療報酬点数や施設基準は 2 年ごとに審議・改定されるため，医療機関もその都度の対応が必要です（まじめな話，ときには医療施設の命運さえも左右しかねないのが診療報酬改定です）．

　医師，看護師，理学療法士など，医療者の国家資格を前提としたサービスの提供は，国が最低限の質を保証することを意味しています．診療報酬点数表に載っている医療行為については，国が設定した妥当な金額で医療行為を受けられることが保障されているのです．しかし，診療報酬制度では，医療提供者ごとの「技術・技能」や「サービスの質」は反映されず，同じ規模の医療機関の中では新人でもベテランでも同じ診療報酬点数を請求することになります．患者の立場で考えてみると，もちろん最高水準のサービスを期待しますが，提供された医療サービスの質を判断することはとても難しく，価格の妥当性を評価できません．そのため，**スタッフの技量のバラつきを減らし，ボトムアップの徹底を図ることは，医療専門職組織の社会への責務である**と言えます．

　現在，医療の情報化が加速度的に進んでおり，私たちが行う日々の診療情報が収集され，詳細な分析が可能となる時代が遅かれ早かれやってくる

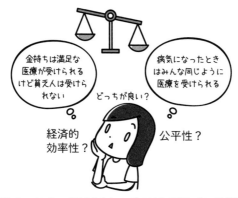

図2. 日本の医療制度は公平性重視（公共性）

と思われます．DPC（診断群分類）対象病院における機能評価係数や回復期病院における FIM（Functional Independence Measure）効率など，医療提供体制や診療成績などの診療報酬への反映も始まっています．今後，組織としてより質の高い医療を提供することの重要性は，今よりももっと増してくるでしょう．

公共財としての医療を理解して，社会的なニーズを意識しよう

　考えてみてください．お金持は高いお金を払うことで最高の医療を受けることができる一方，貧乏人は最低限の医療しか受けることができない社会と，みんなが相応の負担を負うことで，医療の恩恵を平等に受けることのできる社会．あなたはどちらの社会で暮らしたいでしょうか．自分に何か起きたときを考えた場合，多くの人は後者の「みんなが医療の恩恵を受けることのできる社会」を望むのだと思います（図2）．

　そもそも，経済学においても，医療は多くの場合に**公共財**として語られ，ガス，電気，水道や通信などのインフラストラクチャーと同じように，国民や住民の安心・安全のため，いつも安定して提供されることが求められます．日本の医療制度は，国民皆保険制度や診療報酬制度により，公平性，平等性や公共性を重要視して運営されています．またこれからは，いざというときに誰もが必要な医療をその地域で受けることができる「ご当地医療」への転換が求められています．そのため，医療サービスを提供する側

には，各地域の医療への社会的ニーズを意識し，貴重で限られた公共財としての医療資源の有効活用を考えていくことが，今後はより重要となるでしょう．

　また，私たちの社会は，常に一定の制約条件の中にあります．医療サービスに投入されるヒトやモノなどの資源を増やすことは，生活必需品や学校教育，道路や公園などの公共財を含めたその他の財やサービスの供給が減ることになります．希少な資源を活用している以上，医療サービスを効率的に提供することが求められるのです．

文　献

1）World Health Organization: The World Health Report 2000: health systems: improving performance, 2000 <https://www.who.int/whr/2000/en/>（2019 年 7 月閲覧）
2）World Health Organization: World Health Statistics 2019: monitoring health for the SDGs, 2019 <https://www.who.int/gho/publications/world_health_statistics/2019/en/>（2019 年 10 月閲覧）
3）渋谷健司（監）：ランセット日本特集号：国民皆保険達成から 50 年，日本国際交流センター，東京，2011

社会保障と
リハビリテーション

2018年末，文藝春秋の「文學界」にて社会学者の古市憲寿とメディアアーティストの落合陽一の対談が掲載されました．内容の是非はさておき，この対談からいろいろな場所で社会保障費と医療・介護の問題に火がつき，さまざまな著名人や知識人がこの問題に対して発言しています．

しかし私の周りの医療・介護業界の方で，この問題に対して発言する人はあまりいません．リハビリテーションの仕事のほとんどは，社会保障費から報酬が出ています．社会が安定的な時代であれば，社会のシステムについて無自覚でも良かったかもしれません．しかし，国家予算のほとんどを社会保障費が占めている現在において，当事者が無関心のままではいられません．

数少ない社会保障費のパイを獲得するために，政治的な動きをしなければならないという話はよく聞かされてきました．しかし，私たちが考えるべきは，社会保障費の問題を前にどうすれば医療・介護が持続可能なものとなるか，ではないでしょうか？

落合陽一×古市憲寿対談：「平成」が終わり，「魔法元年」が始まる．文學界 2019年1月号，文藝春秋，2018

2. 介護制度の特徴

民間活力の活用が進む介護サービスの現場

地域社会で高齢者とその家族を支えるための介護保険制度

　介護保険制度は，介護を理由として病院で長期療養する高齢者の増加を受け，医療保険から区分される形で 2000 年に施行され，3 年ごとに改正が行われています．医療保険と同じく社会保険方式で運用されており，保険適用内のサービスであれば 1 ～ 2 割の負担で利用することが可能です．介護が必要となった高齢者とその家族を地域社会全体で支えることを目的とした介護保険制度の特徴は，**利用者本位の考え方**に基づく制度であることです．これは，利用者とその家族が，ニーズに応じた介護サービスを自分たちで選択することができることを意味しています．

　介護サービスの利用を開始するにあたっては，制度を直接運営している市区町村に要介護認定を申請し，要支援 1 ～ 2，要介護 1 ～ 5 のいずれかの認定を受ける必要があります．その後，**介護支援専門員（ケアマネジャー）**を中心に，利用者と家族のニーズに基づいた**介護サービス計画（ケアプラン）**が作成され，各サービス事業者との連絡・調整の上，契約を結んでサービスの提供が行われます（**図 1**）．介護サービスの内容は，在宅，通所，入所など多岐にわたるため，当事者たちの選択を手助けするケアマネジャーの役割はとても重要です．

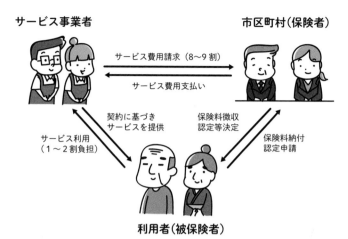

図1. 介護保険制度の仕組み

果たすべき役割が違う医療と介護（でも境界線はあいまい）

医療と介護の違いは何でしょうか．医療（medical care）は疾患に対する治療（treatment）であり，疾患の改善を目的とします．一方，介護（long-term care）は慢性疾患や障害に対するケア（care）であり，要介護者が日常生活を送る上でのバリアを取り除き，**生活の質（quality of life）を改善**することが重要となります．

また，医療におけるサービス提供者は医師やメディカルスタッフなどの専門スタッフですが，介護においては専門職のほか，家族などの非専門職者が担うことも多くなります．そのため，同じような介護度でも，介助者や家族構成によって必要な介護サービスは大きく異なり，より利用者の生活に即したサービス設定が必要となります．

制度上は明確に区分される医療保険と介護保険ですが，実際の医療と介護の境界線はとてもあいまいです．利用者にしてみれば，日々の生活の中で「ここは医療，ここからは介護」といった線引きはできません（**図2**）．各専門職種の間でも，お互いの専門性の相互理解を進め，連携を図ることが重要です．

Ⅱ 医療・介護施設のマネジメントに必要な知識

39

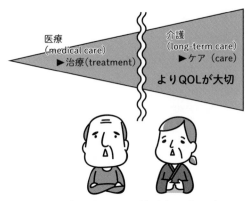

図 2. 利用者にとっては線引きはあいまい

表 1. 介護保険下のサービス提供

> ▶サービスの種類が豊富（サービス同士を組み合わせる
> ことも可能）
> ▶民間企業の参入も可能（多彩な競合）
> ▶混合介護も OK（自己負担でのサービス利用もあり）

介護サービス現場で進む民間活力の活用

　介護保険で提供されるサービスは，福祉用具のレンタルや購入，自宅に専門職が訪問して行う訪問系サービス（訪問介護，訪問看護，訪問リハビリテーションなど），利用者が日帰りで施設などに通って受ける通所系サービス（通所介護，通所リハビリテーションなど），在宅の要介護者が一時的に施設に宿泊し介護を受ける宿泊系サービス（ショートステイ），またこれらを組み合わせたものまで，その種類はとても多様です（**表 1**）．介護保険制度のもう 1 つの大きな特徴は，これら多様なサービスを提供するために，**民間企業や市民参加型非営利組織など，多彩な事業者が参入できる**ことです．基本的に，医療保険を扱う病院やクリニックを民間企業が開設することはできません．しかし，介護保険制度では，介護サービスを商品として活性化するために，規制緩和により競争原理が働く民間企業の参入が認められました．

　また，介護保険では**混合介護**も認められています．混合介護とは，介護保険サービスを利用している要介護者が，介護サービス事業者が提供する介護保険適用外のサービスを全額自己負担で利用することです．この領域では，民間企業による配食サービス，家事代行サービス，移送サービスなどが事例として挙げられます．現在，混合介護についても規制緩和が進んでおり，今後も地域の高齢者やその家族のニーズに合った多くのサービスが生まれてくることが予想されます．

セラピストでもよりマネジャーとしての腕が活かされる介護施設運営

　介護現場の運営で慢性的に起こっている問題が人材不足です．これまでにも介護現場で働く人たちの労働条件（とくに賃金面）を改善するための取り組みが行われてきました．しかし，医療現場や他の産業と比較すると，介護専門職者の離職率は現在も高いままであり，業界全体を通しても依然として慢性的な人材不足が続いています．

　個人的な見解ですが，医療施設より，セラピストが中心となって動くことも多い介護施設の方が，経営学の理論と実践のサイクルをより自由に回せる機会は多いのではないかと考えています．経営学は，組織の目標や目的を効率的に達成するための思考方法を与えてくれます．介護に従事する人が少ないとき，介護専門職の確保や働きやすい環境の整備（とくに職員同士の関係改善）なども重要ですが，仕事の効率を10倍にすることで10人分の介護専門職を得たときと同じ効果をもたらす可能性があります．

　近代経済学の父と呼ばれるアダム・スミスは，ピンの製造工場を見学して，分業による生産性の向上を目の当たりにしています．1人では1日20本ほどしか生産できないピンが，10人前後の労働者が製造過程を分業することで，1日に48,000本以上の生産が可能となるのです．介護の現場が人手不足であるとき，その仕事が適切に分業・組織化されているのかを検討しなければならないでしょう．サービスの生産性（インプットに対してのアウトプット）が上昇すれば，待遇改善にもつながるのです．

Ⅱ

医療・介護施設のマネジメントに必要な知識

3．現在進行形の医療・介護政策

地域完結型の「ご当地医療」と
「地域包括ケアシステム」が進みます

医療介護の一体改革が必要なワケ

　これからの日本はどうなるのでしょう．少子高齢化による人口減少と類を見ない超高齢社会の到来，高齢者があふれる都市部と反対に消滅する地方の市町村，膨らみ続ける年金・医療・福祉その他の社会保障給付費，2025 年には 60 兆を超えると推計される医療費……．なんだか暗い気持になる文言ばかりが並んでしまいます．

　現在，団塊の世代が 75 歳の後期高齢期に達する 2025 年を目途に，医療介護提供体制の整備を図ることを目的とした医療介護の一体改革が進んでいます．急速な高齢化は，疾病構造にも大きな影響を及ぼしました．感染症など「生きるか死ぬか」の疾患から，生活習慣病などの慢性的な疾患が増えたため，救命・治癒・社会復帰を前提とした「病院完結型」の医療から，いくつかの疾患と共存しながら QOL の維持・向上を目指す医療，つまりは**地域全体で治して支える「地域完結型」の医療**への転換が必要となったのです．そして，現在行われている医療介護の一体改革は，いわば**地域の医療ニーズと提供体制の間のミスマッチを手直しするための取り組みなのです**（図1）．

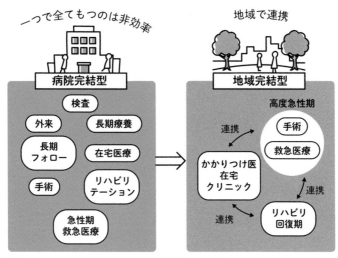

図1. 病院完結型から地域完結型の医療へ

「都道府県」が主体の地域医療構想で「ご当地医療」を目指す

患者数の多い疾患は地域ごとに違います．また，医療や介護を提供するための資源も地域ごとに異なります．例えば，あるべき医療提供体制を考えた場合，全国的には急性期病床を減らして亜急性期病床を増やす方向性が掲げられていますが，**図2**のように，目指すべきゴールのイメージには各都道府県でかなりの差があります．地域の将来的な医療ニーズに適切に対応するために，国は医療政策の単位を都道府県単位に再編しています．国が決めるのは方針のみで，政策の細部は都道府県が作成し責任をもって実施していくことになるのです．また，地域住民の積極的な参加も望まれています．

各都道府県が2025年の地域（基本的には疾患予防から一般的な入院治療までを目安とする二次医療圏ごと）における医療ニーズを客観的なデータに基づいて予測し，機能区分（急性期，回復期，慢性期）ごとに必要な病床数と，それを達成するための機能の分化や連携の推進に関することについて明記したものが**地域医療構想**です．2025年の医療・介護のあり方を地域ごとに考え，地域のニーズに沿った医療・介護を提供する**ご当地医療**を達成するためのビジョンなのです．地域医療構想の達成に向け，地域

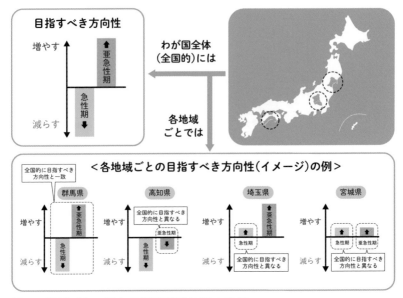

図2. 地域ごとに異なる医療提供体制の実情

［財政制度等審議会（2013年10月21日）配布資料「資料1　社会保障②」（平成26年度予算編成の課題等），p28 より引用・改変］

の現状，医療提供・連携体制の確保，医療提供者の確保，医療の安全の確保など，さまざまな取り組みをまとめたものが**医療計画**です．介護保険事業計画と合わせ，地域の医療介護体制を見直して**地域包括ケアシステム**を作り上げるための重要な羅針盤とも言えるでしょう．

地域包括ケアシステムは
「地域のニーズに見合った医療介護提供体制」である

　地域包括ケアシステムとは，もし重度な要介助状態になっても，最後まで住み慣れた地域での暮らしを続けることができるよう，住まい（自宅，サービスつき高齢者向け住宅など），医療（かかりつけ医，連携病院），介護（在宅，通所，宿泊，介護予防），予防［老人クラブ，自治体，非営利団体（NPO）など］，生活支援が一体的に提供される，医療介護提供システムです．医療から介護，介護から医療，いずれの場合にもスムーズに移行できるよう，病院の機能分化と連携，在宅医療，訪問介護・看護，グルー

プホームなどの充実を一体的に行い，ケアマネジャーがそれらを組み合わせることにより，おおむね30分以内の日常生活圏で必要なサービスが提供されることを想定しています．

　地域が主体となり，地域の実情に合わせたシステムの構築のために活用が期待されるのが，市町村の設置する**地域ケア会議**です．地域ケア会議は個別事例の検討を通して地域の課題を明らかにする地域ケア個別会議と，それらを集約することで地域づくりや資源開発などの政策形成を目指す地域ケア推進会議から成ります．まずは，住民を含めた地域のケア提供者が集まって顔の見える関係を作り，さまざまな観点から情報や問題を共有することが，地域にとって一番良い医療介護提供体制につながるのではないでしょうか．

　もちろん，情報化社会です．必ずしもメンバーが一堂に会する必要はありません．しかし，医療や介護が人的なサービスであり，地域の人間関係に支えられていることを認識しておくべきでしょう．

予防・医療・介護とも「データに基づく」政策へ

　日本の病院の約85％は「民間」により経営されています．国や自治体が公的に所有する病院とは異なり，基本的に民間病院は診療科や治療内容を自由に選択することができます．そのため，診療報酬改定を通して医療提供体制の再構築を政策的に誘導しようとしても，なかなかうまくはいきません．

　医療の情報化が進む現在，医療情報の収集・分析体制が整いつつあります．将来の人口構成や有病率のデータをもとに，各地域の医療ニーズを予測した地域医療構想のように，これからは客観的なデータに基づく医療政策が地域ごとに立案されていくことになります．また，現役世代の医療費抑制や，そもそも病気になることによる社会的損失を防ぐため，健康保険組合（保険者）と事業主（会社）の関係性を強化した上で，健診やレセプトデータに基づいて，企業の保健事業を効果的・効率的に実施するための取り組みを進める**データヘルス**も推進されています．

　客観的データに基づく医療は，私たちセラピストの診療にも影響を及ぼすでしょう（**図3**）．現在でも，レセプトデータ，DPCデータのほか，さ

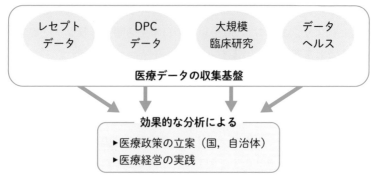

図3. データに基づく政策へ

まざまな臨床レジストリーが存在し，各医療行為の効果判定が進んでいます．私たちが行うリハビリテーション医療においても，臨床成績や費用対効果が問われる時代が来るかもしれません．リハビリテーション医療の質の評価をどのように行うか，適切なアウトカム指標をどのように設定するのか，どうやってその効果を証明していくのか，業界全体での議論が必要な時期と言えます．

　しかし，まずは自分たちの持つ資源を効率的に活用し，一つひとつの医療・介護施設で結果を出していくことが重要です．その上で，医療・介護に関わらず，地域の各施設が共通のアウトカムを前提に連携することで，地域としてより大きな成果を上げることが可能となるのです．

文　献

1）権丈善一：ちょっと気になる医療と介護 増補版，勁草書房，東京，2018

1. 医療・介護施設をマネジメントするということ

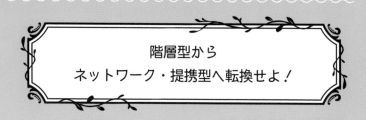

階層型から
ネットワーク・提携型へ転換せよ！

　ここでは，医療・介護サービスを運営するにあたって知っておくべき，医療・介護サービスや施設の一般的な特徴を確認していきましょう．

医療・介護施設の基本的な構造

　医療施設は 20 床以上の病院と，19 床以下の診療所（クリニック）に分けられます．病院は，高度な医療を担う特定機能病院，救急医療を含め地域医療の中核を担う地域医療支援病院，一般病院，精神病院，結核病院などに区分されます．2020 年現在，全国に病院は約 8,500 施設ありますが，そのうち 70％は病床の数が 200 以下の病院であり，一般企業でいうと中小企業くらいの大きさにあたります．病院は病床数が医療計画で決められているため，勝手に開設したり廃業したりすることはできません．一方，全国で約 10 万施設を数える診療所やクリニックは，自治体の許可があれば比較的自由に開設や廃業が可能です．

　一般的な病院の基本構造（**図1**）は，院長の上に理事会が存在し，代表取締役的な役割の理事長がいます．院長は医師である必要がありますが，理事会のメンバーには医師以外の人が入ることも可能です．組織図としては，おおまかに診療にあたる診療部門と，組織の運営にあたる経営部門に分けられます．診療部門は，医師が所属する医局，看護部，そして薬剤部，

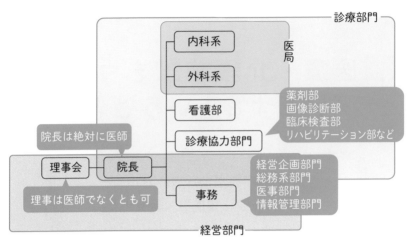

図1. 医療機関の基本的な構造

画像診断部，臨床検査部，リハビリテーション部などのメディカルスタッフが所属する診療協力部門に分けられます．経営部門は，理事会，院長のほか，経営企画，総務，人事，医事，情報管理などの事務部門が病院の運営にあたります．

　介護施設でも，施設長の下に医療部門，介護部門，リハビリテーション部門，相談部門や事務部門など，専門職ごとで系統が分かれている場合が一般的です．また，介護施設では入所者や利用者の生活に合わせて業務を行うため，1日の中で業務の忙しさにあわせてきめ細やかな人員配置が行われます．

病院は知的な専門職集団の集まりである
（そしてすごく複雑です）

　病院ではさまざまな専門性を持った人たちが，それぞれの部門で働いています．医療現場の中心である医師，院内で最大の勢力である看護師のほか，薬剤師，私たちリハビリテーション専門職（理学療法士，作業療法士，言語聴覚士），生理検査や検体検査を行う臨床検査技師，医療機器全般を扱う臨床工学技師，管理栄養士，義肢装具士，医療ソーシャルワーカーなど，それぞれが資格（多くは国家資格）を持つ専門職です．また，レセプ

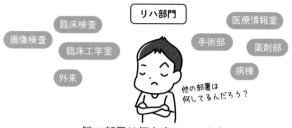

チーム医療とは言われるけど…

隣の部署は何をやっているか
実は知らなかったりしませんか？
（リハ部門が何をやっているかも知ってもらってない…）

図2．病院はとても複雑な組織

ト情報を扱う医事課，医師の助手業務を行う医療クラーク，医療情報を管理する診療情報管理士など，事務職の中にも専門性の高い人たちがたくさんいます．

　著名な経営者であるドラッカーは，著書『ネクスト・ソサエティ』の中で，病院を「最も複雑で，この30～40年間に最も急速に成長してきた組織」としています[1]．また，「中規模の病院でさえ直接・間接的に3,000人もの人が働き，その多くが専門分化された知識で成果を上げる知的労働者であり，どんな企業でも病院ほど多くの専門分野はない」とも記しています．私たちが思っている以上に，病院は多種多様な役割を担う人が介在する，とても複雑な組織のようです（**図2**）．

　その一方で，チーム医療，多職種協働が推進され，部門や職種間の横のつながりの重要性が言われてはいます．しかし，病院組織の多くはまだまだ縦割りで，「隣の部署が何をやっているのか分からない」場合も多いと思います．病院に限らず，介護施設においても，日々の診療やサービス提供をスムーズに行うためには，普段から各部門でどのような人たちが，どのような仕事をしているのかについて，管理職レベルだけでなく，現場レベルでも相互理解を進める必要があるでしょう．

▶**医療機関**

　非営利が前提

　　儲けることはできません

▶**診療報酬制度**

　　⇒売り上げはある程度で
　　　上限あり

病院の費用

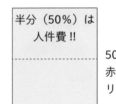

半分（50%）は
人件費‼

50%を超えると
赤字となる
リスクが増える

人の管理はとても重要

図 3. 医療機関における人件費

医療・介護施設の運営は人件費の管理が大切！

　病院の経営は財務の面でもいくつかの特徴があります．そもそも，医療は公共性が高く，地域住民のために安定した医療を継続的に提供することが最も重要とされるため，病院は儲けることを目的としない「**非営利性**」が前提となっています（そのため，介護保険では「儲けること」が使命の株式会社が事業所を運営することが可能ですが，医療保険では認められていません）．また，もしも費用を上回るたくさんの利益を得たとしても，これを株式会社のように配当することはできません．効率的な運営により利益を得ることができた病院や介護施設は，その資金を使って，医療・介護サービスのさらなる向上のために，社会の希少な資源を使う権利が手に入った，と考えるべきでしょう．

　一方で，医療行為は診療報酬制度によりすべて価格が決められ，病院で1日に受け入れることのできる患者の数も規模によって限界があります．つまり，病院の診療報酬による収入の総額は，病床などの規模と患者数によってある程度決まってきます．そのため，医療サービスを向上させるために，医師，看護師や理学療法士などの職員を増やしたとしても，収入の増加は制限されます．社会的に必要とされる医療サービスを提供するため，国が管理する診療報酬制度にはさまざまな制約があり，費用を大幅に上回る収入の確保は制度的に難しくなっているのです．

　医療施設や介護施設で最も経費がかかるのは人件費です．一般的な人件費比率は病院で約50%，介護施設では60%以上を占めます．日本の医療・

介護専門職の賃金体系は，諸外国と比較して決して高くはないのですが，前に述べた通り，医業や介護による収入には制限がかかるため，他の産業に比べて相対的に人件費率が高くなる傾向があります．しかし，赤字経営に陥っている多くの病院は，人件費率がこの水準よりもだいぶ上である場合が多くみられます．医療・介護施設運営の財務的な面を考えても，人員の管理はとても重要な要素となるのです（**図3**）．

文　献

1）P.F. ドラッカー（著），上田惇生（訳）：ネクスト・ソサエティ，ダイヤモンド社，東京，2002

2. マネジメントのための資源（リソース）

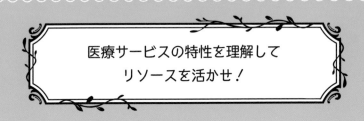

医療サービスの特性を理解して
リソースを活かせ！

まずは医療サービスの特性を理解しよう

　医療・介護サービスにはいくつかの特性があります（**表1**）．まずは**無形性**といわれるもので，サービスにはいわゆる「形」がありません．そのため，受けたサービスに直接触ったり，あらかじめ試したりすることは不可能です．また，サービスを提供する（治療を行う）ことが，そのまま患者さんにとってはサービスを消費している（治療を受けている）状況となる，**生産と消費の同時性**という特性もあります．医療や介護が純粋なサービス産業であるかどうかは別として，サービスを受けているときに患者や利用者が抱くいろいろな印象は，満足度に大きな影響を及ぼします．しかし，そのときのやり取りは形として残らないため，相手に嫌な印象を残さないように接遇やコミュニケーションに気を配ることが重要となります．

　患者とのコミュニケーションのあり方は，**情報の非対称性**という特性を考えたときにも重要です．情報の非対称性とは，モノやサービスを提供する側と，それを買う側の間にある情報量の格差のことを言います．製品やサービスに関する知識や情報は，当然ながらそれを売ったり提供したりする側が多く持ち合わせています．とくに，多くの専門的な知識や言葉を使う医療や介護の領域では，他のどの産業と比べてもこの情報の非対称性の程度が大きいとされています（「関節可動域」という言葉ひとつをとっても，

表1. 医療サービスの特性

▶無形性：サービスに形がない（とくに医療と金融）
▶生産と消費の同時性：
　医療者側のサービス提供がそのまま患者に消費されストックができない
▶結果と過程の等価的重要性：
　結果がすべて同じではなく，結果を生むプロセスも結果と同様に大切
▶顧客との協同生産：顧客（患者）の協力が必要
▶情報の非対称性：
　医療者側と患者の間に，専門知識などの情報量に大きな格差がある
▶結果の不確実性：
　最善の医療技術を尽くしても，患者は亡くなってしまうかもしれない
　（現在の治癒率はあくまで確率）

一般の方には何のことだか分かりませんよね）．

　また，例え最善の医療技術を尽くしたとしても，好ましい結果が得られ**ない結果の不確実性**も考慮する必要があります．医療や介護を円滑に進めるためには，このような特性を考慮して，患者，利用者やその家族との相互理解を促すよう，常に心がける必要があるでしょう．

医療・介護施設の経営資源（リソース）

　一般企業と同じように，医療・介護施設のマネジメントにおいても，ヒト・モノ・カネ，情報は大切な経営資源であり，それらのリソースをどのように有効活用するかが重要となります．

　まずはモノです．現代の医療では，診察室，検査室，手術室，集中治療室や救命救急現場など，ほとんどの臨床現場で医療機器が用いられています．ハサミやメスなどの小物から，人工呼吸器，人工透析機器や内視鏡などの治療機器，CTやMRIなど大型の診断機器まで，その種類は多種多様です．医療機器は疾患の診断・治療や予防に使用され，身体の構造や機能に影響を及ぼすため，不具合が起きたときの人体へのリスクは決して小さくありません．そのため，薬機法により品質，有効性および安全性の確保のための必要な規制が行われていますが，現場での日頃からの保守点検も非常に重要です．また，医療機器は決して安い買い物ではありません．場

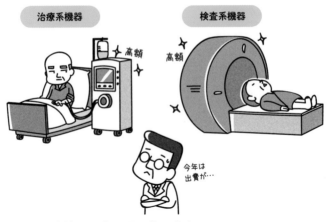

図1. 医療機器は高い買い物でもある

合によっては医療機関の経営状態を左右しかねないほど高額です（**図1**）. 医療機器の購入にあたっては，金額に対してきちんと利益を上げることができるか，という費用対効果が検討されることも増えてくるでしょう.

情報も重要なリソースです. 医療・介護現場では情報化が着々と進んでいます. 組織内の情報システム（電子カルテと部門システムの連携，医事システム，電子レセプト化）の構築による業務の効率化のほか，診療情報の管理やデータの拠出，アウトカムの分析など，自分たちが行っている診療について，いかに客観的な評価を行っていくかの重要性も増しています. 今後，組織として患者からの信頼を得るためには，自発的な情報開示が必要となる時代が来るのではないでしょうか.

病院・介護施設での人材マネジメントは最重要課題である！

医療や介護サービスは人によって提供されます. さまざまな経営理論を駆使してすばらしい計画を立てたとしても，最終的に実行するのは人の役目です. モノ・カネ・情報もとても重要なリソースであることには変わりませんが，「企業は人なり」以上に「**医療・介護は人なり**」といえるのです. そのため，財産となる人材，つまりは「**人財**」をいかに採用・教育して確保するかは，組織を運営する上でも鍵となります. また，医療や介護が社会的なインフラストラクチャーであることを前提とすると，医療や介護の

専門職は社会的に貴重な医療資源であり，その教育は社会的な義務でもあります．

　しかし，医療・介護のいずれも，専門職者の労働市場はとても流動的で，人の動きが絶えることはありません．そのため，こだわらなければ次の新しい職場が比較的すぐに見つかるので，職場に対するコミットメントは低くなりがちです（要するに，嫌だったらすぐに辞めてしまえます）．また，専門職として働く人の多くは，スペシャリストとしてのスキルアップには熱心ですが，組織内での昇進によって管理職として責任が増えることに抵抗感を持つ人も多くいることでしょう（この本を手に取った皆さんは違いますよね！）．

　このような理由のため，場当たり的な対応では，優秀な医療・介護人材の獲得も育成も難しいでしょう．**医療資源は意識的に蓄積・管理を行うことで初めて効率的な資源活用ができる**のです．

3. 医療・介護における価値基準

リソースを活かして達成すべきは
「医療・介護の質」の向上である

医療・介護施設のマネジメントの目的は
「金銭的な利益」ではなく「質の向上」！

さて，マネジメントの最大の目的を思い出してみましょう．それは，自分たちの組織がもつ資源であるヒト，モノ，カネ，そして情報を有効活用し，最大限の結果を得ることでその組織の「価値」を高めることが目的でしたね．一般的な企業では「利益」や「株価」などの金銭的な価値を上げること，つまりは「お金を儲けること」に重きが置かれます．では，医療や介護の価値とはいったい何でしょうか．

医療において一番大切な価値は「人命を助けること」，「疾患を治療し，良くすること」など，「健康の達成度」の向上でしょう．また，介護における価値は「生活の質」や「利用者・家族の満足感」などを高めることが鍵となります．しかしながら，医療・介護施設のマネジメントにおいても，倒産することなく設備投資ができるくらいの利益を確保することは重要な課題です．公共サービスとしての側面が強い医療・介護施設は，一般の企業のように価格競争や品質競争に勝ち残らなくても，長く存続することが可能でした．今でこそ，「病院破綻」や「介護施設の倒産」という言葉をときおり耳にしますが，一般企業の置かれている状況の厳しさと比較すると，かなり緩やかな環境であることは確かです．

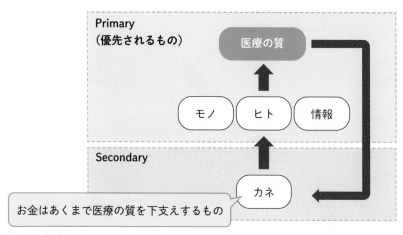

Primary
（優先されるもの）

医療の質

モノ　ヒト　情報

Secondary

カネ

お金はあくまで医療の質を下支えするもの

図1. 病院のマネジメントとリソース

　だからといって，コストを無視した無駄で不必要なサービスを提供して良い，ということにはなりません．効率的な医療や介護サービスを提供できるよう，さまざまな工夫を施すことは，無駄なコストの削減であり，医療や介護に従事する人たちの労働時間の質の向上につながります．また，一般の企業でも，お客さんに商品を売るときに「わが社は利益を追求しています」とは決して言いません．良い商品を提供した結果が利益なのであり，その逆はありません．医療や介護にも同じことが言えるのではないでしょうか．

　病院のマネジメントにおけるアウトカムとリソースの関係を示したものが**図1**です．達成すべき最も重要な課題は，ヒト・モノ・情報を効率的に活用して「医療の質」を向上させることであり，カネはヒト・モノ・情報を下支えするための二次的なアウトカムとなります．「お金を儲けることが医療の質の向上につながる」のではなく，あくまで「**適切な医療を提供し，その質を向上させていくことが，まわりまわって病院に利益をもたらす**」と考えて取り組むことが大切でしょう．

資源を有効活用して効率的に結果を出していくことが大切です

　病院が「医療の価値の向上」を軸にしてマネジメントを行っていくことは，医療サービス全体の社会的価値を上げることにつながります．では，

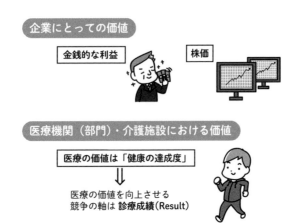

図2. 医療における「価値基準」

そのときの評価の基準はどこに定められるべきでしょうか.

　著名な経営学者であるマイケル・E・ポーターはその著書『医療戦略の本質』の中で，**医療の価値を向上させる競争は，診療成績（result）を軸に行われるべきである**と述べています[1]（図2）．ここでいう診療成績とは，病態（脳卒中，心不全，変形性膝関節症など疾患ごとの）レベルで見た，経費1ドル当たりの患者のアウトカム（結果，成果）のことを言います．これは，同じ診療成績でも，投入された資源の少ない方が医療資源を有効活用し，効率的に結果を得ていると判断されることを指しています．

　医療を提供する側が，低いコストで効率的に優れたアウトカムを提供することは，患者にとってだけではなく，保険料や医療費を負担する雇用主や保険者にとっても大きなメリットです．少ない医療費で地域の健康達成度が改善されれば，自治体にとっても大きな恩恵となります．今後は診療報酬制度においても，包括医療費支払い制度の機能評価係数などを利用して，効率的に医療を提供している病院に対して報酬の上乗せを行う「診療成績に基づく支払い（pay for performance）」などで，効率的に医療を提供した場合には，報酬に少しでも差をつけようという動きに移行しつつあるのです．

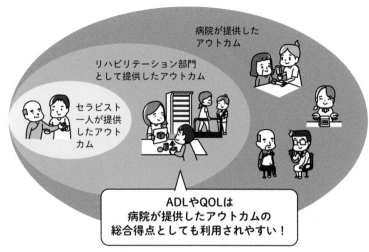

病院が提供した
アウトカム

リハビリテーション部門
として提供したアウトカム

セラピスト
一人が提供
したアウト
カム

ADLやQOLは
病院が提供したアウトカムの
総合得点としても利用されやすい！

図3. アウトカムは連動しています

リハビリテーション部門は「評価の質」を問われる 対象になりやすい！

　リハビリテーション医療では ADL や QOL を総合的に評価する Barthel Index（BI）や Functional Independence Measure（FIM）などの指標が用いられるため，総合点としてのアウトカムが計測しやすい側面があります．また，「単位数」というとても分かりやすい投入量の指標もあるため，インプットに対するアウトカムについての評価がとても行いやすい領域であると言えるでしょう．

　実際に，回復期リハビリテーション病棟ではすでにアウトカム評価が始まっています．このアウトカム評価では，その回復期リハビリテーション病棟の実績が一定水準を下回る場合，1日につき6単位を超える疾患別リハビリテーション料の申請は認められません．まさに，診療実績の良し悪しで収益が左右される典型例です．

　もちろん，リハビリテーション医療は，後述する**診療サイクル**の中の一つの医療技術に過ぎず，単独で提供されるものではありません．しかし，急性期，回復期，生活期のいずれの時期においても，ADL や QOL は病院や介護施設が提供するサービスの総合点としての指標となりえます（**図3**）．病院，クリニック，介護のいずれの施設においても，私たちの部門

II

医療・介護施設のマネジメントに必要な知識

がどのようなリハビリテーションを提供するかで，組織全体の質の向上を図ることもできます．一方で，リハビリテーション部門が効果的に介入できないと，本来得られたはずのアウトカムより低い水準で留まってしまう可能性があることを，しっかりと認識する必要があるでしょう．

文　献

1）マイケル・E・ポーターほか（著），山本雄士（訳）：医療戦略の本質―価値を向上させる競争，日経 BP 社，東京，2009 年

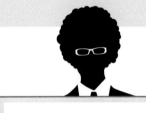

連携の広がりとマネジャーのスキル

　患者の診療は専門職同士の「人」の連携で成り立っています．立場が変わり，マネジャーになると，スタッフが円滑に仕事をできる土台作りを目的とした「部門」同士の連携に関わるようになります．さらに役割が広がると，近隣「施設」との連携にも関わり，職種としての特性を活かしつつ，所属施設の考えも背負って話をするという責任の重さを感じることが増えてきます．さらにさらに，「地域」に出て，市の職員や地域住民との連携を行う場面が出てくるかもしれません．多職種連携の重要性が論じられて久しいですが，私たちの連携相手は広がるばかりです．

　ロバート・カッツはマネジャーのスキルをテクニカルスキル（専門職の知識や技術），ヒューマンスキル（対人能力），コンセプチュアルスキル（物事を概念化し，本質を捉える能力）に整理し，階層が上がるとコンセプチュアルスキルの重要性が相対的に増すと述べています．連携においても，対象が広がるとテクニカルスキルの必要性は減少し，相対的にコンセプチュアルスキルの重要性が増すのを感じます．マネジャーになった皆さんにはぜひコンセプチュアルスキルを磨き，きたるべき連携の広がりに備えてほしいと願うばかりです．

Robert L. Katz: Skills of an effective administrator. Harvard Business Review, vol 52, Issu 5: 90-101, 1974

III

リハビリテーション
部門のマネジメント
を考えよう

A. リハビリテーション部門の特徴

1. 診療のサイクルとリハビリテーション医療の関係

診療のサイクルを理解して
自分たちの役割を考えよ

ここからは，いよいよリハビリテーション部門の運営について考えていきます．まずは，診療サイクルとの関係性から，リハビリテーション部門の特徴を捉えていきましょう．

診療のサイクルとは

医療の提供を考えるときには，それぞれが連携して**診療のサイクル**を形成していることを意識すると良いでしょう．診療は，疾病そのものの予防（いわゆる一次予防）から始まります．問題があれば必要な検査を通して診断・治療が行われ，回復期では必要に応じてリハビリテーションが提供されます．状態がある程度のところまで回復した後は，二次予防，三次予防を兼ねた維持・管理を目的とした生活期に入ります．

医療の価値である「健康の達成度」を考えた場合，そもそもは病気になる人を少なくする一次予防の取り組みが重要です．また，病気になった人の救命率を上げ，元の生活に戻れるように支援し，再び重症化しないように維持・管理，または異常を早期発見できることが，診療サイクルのゴールとしてとても重要になります．最終的には，生活期の管理状況から，予防，診断，急性期や回復期の診療成績へのフィードバック・ループが形成され，技術開発や人材育成だけでなく，**地域におけるすべての診療プロセ**

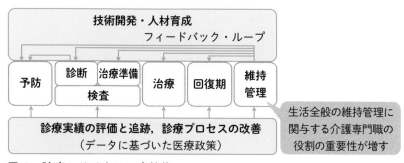

図1. 診療のサイクルの全体像

スの改善につながることが理想なのです（図1）.

　生活期における健康の維持管理が重要視されるということは，**介護領域の存在感が増してくる**ことを示唆しています. 高齢化が進んだ地域において，疾病を持ちながらも身体機能を維持して健康や生活の質を確保し，地域住民の健康達成度を向上させていくためには，生活全般の維持管理に関与する介護分野の専門職の尽力が絶対的に重要です. そのため，介護分野で活動するセラピストにこそ，疾病予防，リスク管理などのさまざまな知識や技術が必要になるとともに，組織として結果を出していくことが求められるのではないでしょうか.

病態によって患者の流れはまったく違ってきます

　診療のサイクルは，脳卒中，心不全，慢性呼吸器不全，腰痛，変形性膝関節症などの各病態で，全体の流れがとても違ってきます. ここでは，私たちが提供するリハビリテーション医療の観点で考えてみましょう（図2）.

　例えば，脳卒中を発症した患者には，急性期病院でリハビリテーションを含む急性期治療が行われます. 後遺症の程度にもよりますが，必要と判断されれば在宅生活を目指して回復期病院でしっかりとリハビリテーションを行い，生活期に移行した後は介護保険内での通所や訪問でリハビリテーションを継続することになります.

　一方，慢性心不全の急性増悪例では，急性期病院での治療後，回復期病院に転院してリハビリテーションを継続することはまれであり，ほとんど

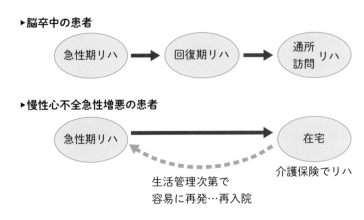

▶脳卒中の患者

急性期リハ → 回復期リハ → 通所訪問リハ

▶慢性心不全急性増悪の患者

急性期リハ → 在宅

介護保険でリハ

生活管理次第で
容易に再発…再入院

疾患によって患者さんの動き方はだいぶ違います

図2. 疾患によるリハビリテーションの流れの違い

の症例は直接自宅や地域の施設などに退院します．その後，外来で心臓リ
ハビリテーションを実施している施設が少ないこともあり，ほとんどが介
護保険内でリハビリテーションを継続することになります．しかし，食事，
服薬，運動などの日常生活の管理がうまくいかない場合，急性期病院への
再入院を繰り返してしまうケースも多く経験します．

　また，腰痛や変形性膝関節症など，どちらかというと慢性的で障害の要
素が強くなる疾患になればなるほど，症状悪化に伴う手術などの大きな治
療にならないよう，介護予防やクリニックでの外来リハビリテーションに
よる予防的介入の役割が大きくなるでしょう．このように，病態によって
地域の患者の流れは大きく違ってくることを認識しておくことがとても大
切です．

診療のサイクルは地域の病院，クリニック，介護施設の連携で成り立つ

　近年の医療・介護提供体制において，先進医療はより高度化・細分化・
専門化される一方，生活期での維持管理では包括的なケアの提供が必要と
なるなど，必要とされる知識や技術の範囲はどんどん拡大しています．そ
のため，例え一つの病態だけに限定したとしても，診療サイクルの全体を

一つの病院で担うことは非現実的となってきています．そのため，現在では以前の「**病院完結型**」から，在宅医療や介護分野との連携を前提とした「**地域完結型**」の医療・介護提供体制に変化しつつあり，医療・介護施設は，自らの位置づけを考えなければなりません．

　最近では，地域の急性期病院を中核として，予防としてのクリニックや検診センター，回復期としての回復期リハビリテーション病棟や地域包括ケア病棟，生活期としての療養型病院，さらには介護領域の老人保健施設，特別療養老人ホームの運営までを，一つの医療法人が手がける**垂直統合（いわゆる川上から川下まで）**の事例も出てきています．このように，患者の経過に応じた対応をグループ内で行うことは，地域社会との信頼関係を強化することにもつながります．

　また，地域医療構想によりご当地医療への転換が模索されている現在，地域の病院，診療所や介護老人保健施設などを開設する法人，開業医，医療者養成機関，自治体なども参画が可能な**地域医療連携法人制度**も始まっています．この制度では，医療機器を共同で購入したり，人材教育や人事を一元化できたり，いろいろな事務の業務を統一化したりなどにより，地域全体でのコスト削減が図られることが期待されています．制度的にも地域の医療機関や介護施設の連携と医療・介護提供体制の整備が後押しされているのです．

自分たちが果たすべき役割を地域全体から考えよう

　リハビリテーション医療は，診療のサイクルと切り離して考えることはできません．まずは自分が所属している病院，クリニック，介護施設などが，地域の診療サイクルの中で担っている役割を明確にすることが大切です．自分が所属する施設の役割を考えるときには，**対象となる病態をできるだけ具体的にし，その病態ごとに，それぞれの患者の流れを考えることが重要**です．例えば，この病院で診療することの多い疾患は何か，重症度はどれくらいか，診療サイクルの中ではどのプロセスを担っているのかなどを，できるだけ明確にするとイメージがわきやすくなると思います．

　また，今は難しいけれど本来は果たすべき役割まで，**鳥の目**（鳥のように，ものごとを上から俯瞰的に見ること）で考えてみると，マネジャーと

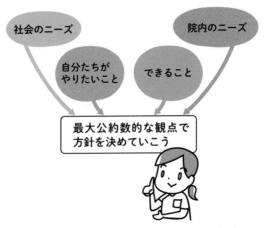

図3. 果たすべき役割は最大公約数的な観点で

しての視野が広がります．一人のセラピストが病院の経営戦略に口を出せる機会はなかなかありませんが，普段から俯瞰的なものの見方を心がけておくことは，物事の仕組みを理解する能力の向上にも確実につながり，部門の運営においても必ず役立ちます．

　次に必要な視点は，リハビリテーションの**社会的なニーズと院内でのニーズ**です．まずは，それぞれの病態において，リハビリテーション医療が社会的に求められているニーズを考える必要があります．ガイドライン，臨床研究などから，リハビリテーション医療の介入が必要であると考えられる病態について，必要十分な質と量の医療を提供できる体制を整備することは，大げさかもしれませんが，社会や地域に対する義務でもあるのです．また，院内ではリハビリテーション部門に対して，どのようなニーズがあるのかを考慮し，現場でのオペレーションに落とし込んでいくことも重要です．もちろん**自分が提供したい医療を追求することは重要ですが，それが独りよがりになっては意味がありません**．リハビリテーション医療が関わる診療成績は，診療サイクルの総合点を表す指標であることを認識し，組織や関係する多職種からのニーズを反映することはとても重要です（**図3**）．

2. 他職種と多職種で取り組む ことの重要性

職種別の知識・経験を融合して
最高の結果を目指せ！

他の職種に興味を持つことから始めよう

　多職種連携やチーム医療という言葉は，臨床の現場でもだいぶ浸透しました．しかし，「言うは易く行うは難し」とはよく言ったもので，本当の意味で多職種連携を行えている組織や地域はどのくらい存在するのでしょうか．

　そもそも，診療協力部門とされることが多いリハビリテーション部門には理学療法士，作業療法士，言語聴覚士が所属しています．回復期病院ともなると，医師，看護師，臨床心理士など，部門の中にリハビリテーション専門職以外が含まれる場合も多いと思います．医師ばかりの「医局」や看護師ばかりの「看護部」とは違い，リハビリテーション部門はそもそもその中に複数の職種を抱えている組織なのです．

　さて，リハビリテーション専門職である理学療法士，作業療法士と言語聴覚士は，日々の臨床を協働し診療を行っていくことが大切ですが，これだけ身近な3職種の間でも，他の職種の専門性，強み，または考え方などをどれだけ理解できているでしょうか．また，現在は診療報酬点数に収載されているリハビリテーション料が「疾患別」でくくられているため，同じリハビリテーション専門職の中でも，「脳血管疾患は得意だけど，心疾患のことは分かりません」と無意識に言ってしまっている人も多いので

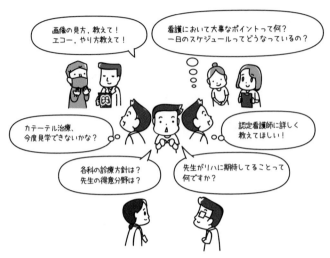

図1. 他部門, 他職種に興味を持とう

はないでしょうか.

　もちろん, 高度な医療の提供に際しては, 職能や専門を追求するために
も専門分化されていくのが必然です. しかし, 自分の専門分野以外につい
て「関心がない」とか「関与しない」という姿勢では, 多職種協働やチー
ム医療は成り立ちません. 他の専門分野や専門職種の領域にも興味を持ち,
互いの強みや考え方を理解し, かつ尊重して最大限の効果を引き出し合い,
最善の医療や介護を提供していくことが何より重要なのです (**図1**).

　最低限の医療や介護サービスは, 問題が単純で仕事自体も流れ作業とな
り, 多くの情報を収集することなくサービスを提供できるでしょう. しか
しながら, サービスの受け手である患者, 利用者やその家族は, 個性ある
人間です. 複雑であろうそれぞれのニーズを充たすには, サービスを提供
する側のコミュニケーションが必要不可欠となるのです.

患者の抱える問題はみんなの力を合わせて解決していこう

　医療・介護組織のマネジメントを考えるにあたって, 将来的にどのよう
な組織を目指せばよいのでしょうか. 多職種協働, チーム医療などのキー
ワードを考えると, これまでの医師を頂点とした階層的で固定的な職能別
分業から, 知識や情報を共有してチームで動くネットワーク・連携型への

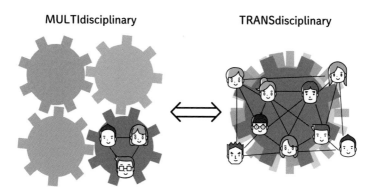

多職種の関係性は，どんどんクロスオーバーしてきています！

図2. 変わりつつある多職種協働の概念

転換が求められています．

　多職種が協働することの最大の利点は何でしょうか．患者や利用者が抱える問題は単純ではなく，生活習慣の管理を考えた場合にも，食事，服薬，運動，そしてメンタル面の管理などいろいろな要素が関連します．これら多くのことにすべて精通し，一人で問題を解決する労力は計り知れません．そのため，自分が得意とする分野以外に関しては，他の職種に関与してもらった方がよほど効率的ですし，良い結果が得られる可能性が高くなります．患者の立場でも，専門分化した多くの医療専門職が連携して必要な治療や情報を提供し，自分の意思決定を助けてくれる環境を享受できることが一番なのです．

　一方，多職種の連携や協働には，専門職種の間に今まで以上の相互理解が求められ，関わり方の概念も変化しています．これまでは各職種が歯車のように協力し，問題解決を行っていくという "**multidisciplinary**" という考え方が一般的でした．他の専門職の知識や技能の強みをより理解した上で，自分も専門家として貢献していくこの概念自体，とても価値があることに変わりはありません．しかし，現在はもう一段階踏み込んで，互いの知識や役割をオーバーラップさせることにより，さらに広く深く問題解決を図っていく "**transdisciplinary**" という考えに移行しつつあります（図2）．それぞれの専門職種が共有する知識や情報を増やし，問題に対してその場にいるメンバーで役割を柔軟に変えていくチームワークのか

たちです．このアプローチを可能とするためには，高い基本的知識や技術水準，役割に対する柔軟な考え方，そしてコミュニケーション能力など，メンバー一人ひとりの研鑽が要求されます．

　多職種協働における transdisciplinary というアプローチは，急性期医療の分野から派生したものではありますが，**介護分野においてこそより重要になる**かもしれません．介護分野では，込み入ったケースであればあるほど，医師，看護師，薬剤師，管理栄養士，リハビリテーション専門職，歯科医師，歯科衛生技師などの医療系専門職のほか，介護福祉士，ヘルパーなどの介護職も含めて多くの関係者が関わることになります．基本的な方針づけは医師やケアマネジャーの役割ですが，利用者がそのときに抱えているさしせまった課題や問題を解決するためには，課題を多職種で共有した上で，その問題への対応が得意な職種がリーダーとなり，具体的な解決策を立案していくことが重要となるでしょう．

多職種協働に必要な要素

　多職種協働を可能とするために，現場のスタッフが意識すべきポイントはどのようなことでしょうか．ここでは，日本保健医療福祉連携教育学会が中心となって開発した，多職種連携コンピテンシーに基づく考え方を紹介しましょう．**コンピテンシー**とは，業績が高い「ハイパフォーマー」の行動特性を表す概念です（☞ p125）．高い業績を上げている人が，実際にどのような行動を行っているかを分析し，それを具体的な行動として提示したものがコンピテンシーモデルとなります．この多職種連携コンピテンシーモデルは，複数の専門職種間に共通した理念をもとに，連携・協働するために必要であると思われる能力や行動をまとめたものです．今後は，専門職の養成教育から生涯教育に至るまで，多職種連携教育への使用が考えられています．

　多職種の連携を可能とするための中核的なコンピテンシーとして，まずは「患者・利用者・家族・コミュニティ中心」と「職種間コミュニケーション」が挙げられています（**図3**）．患者・利用者・家族・コミュニティ中心とは，患者，サービス利用者，家族やコミュニティにとって重要な関心事や課題に焦点を当て，協働する職種で共通の目標を設定できる能力です．

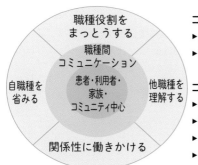

コア（中核）・ドメイン
▶患者・利用者・家族・コミュニティ中心
▶職種間コミュニケーション

コア・ドメインを支え合う4つのドメイン
▶職種としての役割をまっとうする
▶関係性に働きかける
▶自職種を省みる
▶他職種を理解する

図3. 多職種連携コンピテンシーモデル

[多職種連携コンピテンシー開発チーム：医療保健福祉分野の多職種連携コンピテンシー，第1版，2016 <http://www.hosp.tsukuba.ac.jp/mirai_iryo/pdf/Interprofessional_Competency_in_Japan_ver15.pdf>（2019年8月閲覧）より作成]

また，職種間コミュニケーションとは，患者，サービス利用者，家族，コミュニティのために，職種背景が異なることに配慮し，お互いに，それぞれの職種としての役割，知識，意見，価値観を，職種間で伝え合うことができる能力としています．自分の職種からの視点だけでなく，あくまで患者やその家族，地域の問題を真ん中に置いて，俯瞰的な視点からその問題解決のために，各職種の特性，強み，価値を理解した上で共通認識を持てる能力と言い換えることもできるでしょう．

これらのコアなコンピテンシーを支えるには，互いの役割を理解して知識・技術を活かし合い，かつ職種としての役割をまっとうできること，複数の職種との関係性を構築しつつ，常にメンテナンスし続けることができること，自職種の思考・行動・感情・価値観を振り返りつつ，他職種の思考・行動・感情・価値観を理解して連携・協働に活かせることなどが，必要な技能として挙げられています．

これらのコンピテンシーのほか，「顔を合わせて話し合いができる」環境と関係性を作ることもとても重要です．何もせずに信頼関係を築くことはできません．他職種の専門領域にも積極的に興味を持ち，日頃からこまめにディスカッションを行っていくことが，結局は一番の近道かもしれません．

A. リハビリテーション部門の特徴

文　献

1）多職種連携コンピテンシー開発チーム：医療保健福祉分野の多職種連携コンピテンシー，第1版，2016 <http：//www.hosp.tsukuba.ac.jp/mirai_iryo/pdf/Interprofessional_Competency_in_Japan_ver15.pdf>（2019年8月閲覧）

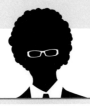

リハ部門組織の発展に必要なリーダーの姿勢

　リハ部門の組織に所属し，ある一定の期間経験を積むと，その体制に「慣れ」が生まれて居心地が良くなることがあります．「慣れ」は，問題解決をして成長してきた証でもありますが，ときとしてより一層の組織の成長を妨げることもあります．

　リハ部門のリーダーは，運営やスタッフの育成，人間関係などに関する問題を抱えるのみならず，ときには他職種からもいろいろなことを指摘されます．他の部門の人たちから「部下の指導はどうなっているの？」「報告ができていないじゃないか！」などと感情的に言われ，苛立ちがこみあがってきた経験，ありませんか？

　相手から一方的に何かを言われた場合，リーダーとはいえそれらの指摘を謙虚に受け止められない状況もあると思います．または，逆に自分が感情的になるときもあるかもしれません．しかし，気をつけなければならないことに，感情的な問題の捉え方をしていても，物事を解決に導くことはできません．しかも，それらの状況が悪化した場合，リハ部門や組織全体に悪影響を及ぼすこともあります．

　リーダーとして何らかの問題を指摘されたときには，謙虚かつ前向きに受け止めるよう心がけましょう．指摘をしてくれた相手やその内容をいったんは受け入れて考えてみる，というのはリーダーとしてとても大切な姿勢です．耳の痛い指摘は，リハ部門の「慣れ」による組織の成長を妨げているものを再確認し，組織として，また自分自身が成長できる機会をもらったのだ，と考えてはいかがでしょうか．

1. セラピストのキャリアと マネジメントの関係

ここからは，いよいよリハビリテーション部門の運営を深堀りしていきます．最初に，セラピスト一人ひとりのキャリアを考えることから始めてみましょう．

自分のキャリアデザイン，考えたことがありますか

皆さんは，3年後，5年後，そして10年後のセラピストとしての将来像を思い描いたことはあるでしょうか．地域医療の中核として，医療・介護の領域を問わず地域で活躍する，組織の管理者として大所帯を率いて大きな結果を出す，スペシャリストとして複数の施設を股にかけて活動する，教育者として後進の指導に邁進する，研究者としてリハビリテーション医療のエビデンス構築に寄与する……など，それぞれがいろいろな未来像を思い描くことと思います（**図1**）．

自分の能力，スキル，経験だけでなく，性格，ライフスタイルなども考慮した上で，職業人生を主体的に設計するのが「**キャリアデザイン（キャリア開発）**」です．キャリアデザインは，配置転換，転職，職務内容の専門化・高度化・多角化などを通して，「こうありたい」と思う将来像へと自分を近づけていく過程とも言えます．基本的に，自分のことを決めることができるのは自分だけです．そのため，自分のキャリアは自分自身で管

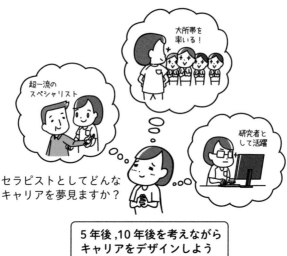

図1. 自分のキャリア，考えたことありますか？

理していく必要があり，これは職業人としての大きな責任とも言えます．

　キャリアをデザインするときには，まず自分自身に正直になって長所と短所を把握するなど，己を知る必要があります．しかし，自分の価値を正しく見積るのは難しいものです．苦手だと思っていたことも，他の人と比較すると意外にも優れているかもしれません．長所や短所は，他者との相対的な関係で決まります．狭い世界に閉じ込もっていては，自分自身の価値を見出すことはできません．己を知るためには他者とのコミュニケーションが必要であり，それが自らを俯瞰的に捉えることにつながります．

　私たちは，人と人との関係性の中で，自らの「成すべき役割」や「あるべき姿」を認識できます．需要の高いスキルや能力を身につけることは大切ですが，やみくもに専門性ばかりを追求しても，他者が必要としないスキルや能力に意味はありません．絶えず変化する職場環境に対応できるよう，**俯瞰的に周囲を見ることができるゼネラリストとしての能力を習得することも必須**なのです．

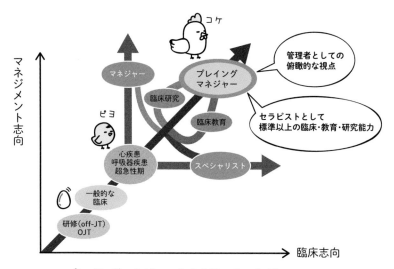

プレイングマネジャーを多く育てることが
強い組織を作るための鍵である

図2. 急性期病院でのキャリアデザインモデル例

多くのセラピストが目指すべきは「プレイングマネジャー」である

図2に，とある急性期病院での**キャリアデザインモデル**の例を提示します．横軸は臨床志向，縦軸はマネジメント志向としました．イメージとしては，臨床志向は知識，技術や手技の研鑽を通して，スペシャリストを目指したいタイプの人，マネジメント志向は組織を束ねて管理職として活躍したいタイプの人，でしょうか．

臨床家としての最初のスタートは，現場での臨床業務を主体とした**OJT**（on-the-job training）と，その他の研修やセミナーなどの座学を通した**Off-JT**（off-the-job training）を合わせて活用し，実務経験を積むことから始まります．一般的な臨床業務を行えるようになれば，よりリスクが高く特別な知識や技術を必要とする領域の研修を開始し，その後には臨床教育や臨床研究でも経験を積んでいくこととなります．キャリアデザインモデルは，組織におけるキャリアデザインの流れだけでなく，必要とする人材を可視化したものであり，このようなモデルを提示するのは組織

の責任でもあります.

　さて，組織として育てるべきはどのような人材でしょうか．組織が，目的を達成するための役割分担の仕組みであるとすれば，組織のメンバーの能力を最大限に発揮できるような人材が求められます．それは，自分の長所を認識しているだけでなく，他者の長所を発見して結びつけることのできる人材です．セラピストとして標準以上の臨床・教育・研究能力を有しながら，自分と他者の専門性を認識し，それぞれの知識やノウハウを目標達成のために結びつける**プレイングマネジャー**が強い組織を作ります.

　もちろん，専門性を極めたスペシャリストの存在も組織に活力を与えることは間違いありません．しかし，ホームランバッターばかりを集めても，チームプレイができなければ勝つことはできません．地味な守りも必要です．自律して動くことのできるプレイングマネジャーを多く育てることができれば，確実に強く，結果を出せる組織へと進化できるのです.

STEP UP
のための　経営学的キーワード

キャリアデザイン（開発），プレイングマネジャー

2. マネジメントとその段階

マネジメントの段階とその役割を理解しよう

　一言で"マネジメント"と言っても，対応すべきことはとても広範にわたります．ここでは，マネジメントにも段階があることを覚えていきましょう．

組織運営のマネジメントはやることだらけ

　病院，クリニック，介護施設のいずれの組織でも，**リハビリテーション部門のマネジャーが考えなければいけないことは山積み**です．組織全体のビジョンを理解し，その達成を現場で可能とするために計画を立て，予算的制約の中で優先すべき項目に順番をつけてほどほどに財務管理を行い，人材の採用，教育，そして配置により組織のニーズに沿った医療を提供できる環境を整えなければいけません（**図1**）．人材教育も新人に向けたものばかりではありません．組織ではスタッフに対しセラピストとして標準的な知識や技能を身につけていられるように，常に研鑽できる場や機会を提供することが大切です（これは優秀なスタッフの離職を防ぐ意味でも効果があるでしょう）．医療や介護が社会性，公共性が高いものだと考えれば，その提供者が継続して自己研鑽することは，社会的な使命であるとも言えます．

B. リハビリテーション部門におけるマネジメント

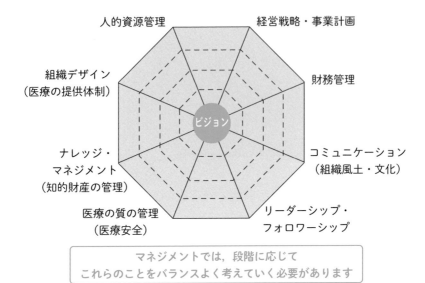

図1. マネジャーが考えるべき組織運営の要素
[C・オットー・シャーマー（著），中土井僚ほか（訳）：U理論―過去や偏見にとらわれず，本当に必要な「変化」を生み出す技術，英治出版，東京，2010より作成]

　しかし，結果が出なければ意味はありません．提供する医療の質を管理し，多くの患者に対して最善のアウトカムを提供し続ける必要があります．また，組織のパフォーマンスはリーダーシップやフォロワーシップの在り方や，組織風土（☞ p155）を作り出すスタッフ間のコミュニケーションの状態などにも影響を受けるため，形のない「雰囲気」のマネジメントもとても重要です．

　リハビリテーション部門の部門長やそれに準ずる役職，いわゆるトップマネジメントを担う人たちは，これらのことを俯瞰的な視点で捉え，対応していくことに注力しています（いや，しているはずです（笑））．しかし，安心してください．最初からそんなことをできる人はまずいません．マネジメント能力の習得も，段階を踏んでいけば良いのです．

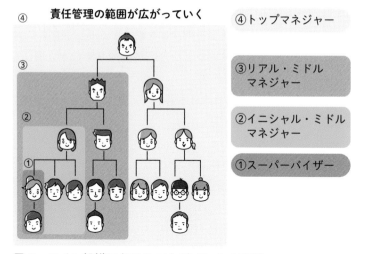

④ 責任管理の範囲が広がっていく

④トップマネジャー

③リアル・ミドル
　マネジャー

②イニシャル・ミドル
　マネジャー

①スーパーバイザー

図2. ライン組織におけるマネジメントの段階

マネジメント能力は段階を経て身につけていけば良し！

　マネジメントの段階は，組織の形態と合わせて考えると分かりやすいかもしれません．リハビリテーション部門の組織形態の中で，最も一般的で単純なライン組織を考えてみましょう（**図2**）．

　ライン組織にはいくつかの階層があり，上位にいる人（多くは経験年数を基準とした年功序列ですが，組織によっては能力を反映）は，下位にいる人（いわゆる部下）の業務の遂行や教育に責任を持つことになります．組織に属する人数にもよりますが，本書では**スーパーバイザー，イニシャル・ミドルマネジャー，リアル・ミドルマネジャー，トップマネジャー**の4つのレベルに分けて考えていきましょう．

　スーパーバイザーは，現場でのOJTを中心に後輩の教育を任されるレベルです．なんだ，そんなことか，と思わないでください．人材を組織にとって価値のある「人財」を育成するためには，この段階でのマネジメントが最も重要です．**イニシャル・ミドルマネジャー**は，ミドルマネジャーの初期段階であり，現場で1つのチームを任されるイメージです．ここからはマネジメントの対象が「個人」から「集団」に移り，複数のスタッフを同時にマネジメントすることが必要となります．次の段階は集団や

B. リハビリテーション部門におけるマネジメント

チームを複数マネジメントする**リアル・ミドルマネジャー**で，組織運営の鍵を握る立場となります．最後は部門全体を統括する**トップマネジャー**で，組織全体の中でのリハビリテーション部門の舵取りを行う立場になります．

　次項からは，マネジメントにおける各レベルで大切なことを考えていきましょう．

> **STEP UP**
> **のための** ┌ 経営学的キーワード
> 　　マネジメント，ミドルマネジャー，トップマネジャー

文　献

1) C・オットー・シャーマー（著），中土井僚ほか（訳）：U 理論—過去や偏見にとらわれず，本当に必要な「変化」を生み出す技術，改訂第 2 版，英治出版，東京，2017

2. マネジメントとその段階

①後輩の教育を任される（スーパーバイザー）

後輩教育を通じて，自分も成長していこう

学生・新人・後輩の教育は自分が成長できるチャンスだ！

　学生や後輩の教育を任された，ということはプレイングマネジャーへの階段を上り始めたことを意味します．自分のことに集中していれば良かった今までとは違い，それまでに学んだ知識・技術，そして経験を伝えていく役目が加わります．これは責任重大ですね．

　人に何かを伝えるときには，普段は無意識に進めているいろいろなことを「**言語化**」し，自分の言葉として相手に伝える能力が重要です．しかし，ここが指導者であるスーパーバイザーにとって最初の関門になります．ものごとを自分で理解し，共通の言葉に置き換えて簡潔に他人に伝えるためには，自分自身が共通の言葉として専門用語を学び，きちんと理解している必要があるのです．あなただけの特殊な言葉の使い方や思い込みで指導を行っても，知識や技術は広がりません．

　また，「教える」ということは，聞き手の理解度を推測しつつ，そのレベルを上げてあげることです（**図1**）．そのため，一方通行で伝えれば良いということではなく，簡潔かつ多面的に説明を行い，相手の理解を促していくことが重要です．

　一流は難しいことを簡単に説明する，二流は難しいことを難しく説明する，三流は簡単なことを難しく説明すると言いますが，いずれにしろ，人

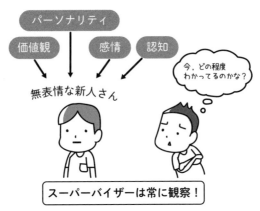

図1. 相手の理解度を読み解こう

に何かを伝える，教えるということは，結局は自分自身が学び，自分の理解度を測る物差しにもなります．そして何より，自分自身の理解を深めるチャンスでもあるのです．

行動には，いろいろな要因が関連することを理解しよう

　後輩一人ひとりを教育することは，「個人」をマネジメントすることであり，彼ら彼女らの行動を促したり，変えたりすることでもあります．個人の行動には，**パーソナリティ（性格）のほか，価値観，認知，または感情などの要因**が影響を与えるため，これらのことを理解しておくことは，個人をマネジメントするときに役立ちます．

　パーソナリティは職場での行動に大きな影響を与えます．多くの場合，スタッフは入職した時点でパーソナリティを確立しており，簡単には変えることができません．そのため，指導や教育においても考慮する必要性が出てきます．最も広く用いられる**マイヤーズ・ブリッグスの性格タイプインデックス（Myers-Briggs Type Indicator：MBIT）**では，外向的か内向的か，現実的か直感的か，思考的か感情的か，知覚に訴えるか判断力に訴えるかなどの分類から，16の性格のタイプに分類しています．最近では，ネット上で簡単に調べることもできる[1]ので，みんなでいちど性格分類をしてみるのも良いのではないでしょうか．

レベル5　教えられる　〜Teach〜
範囲に限定されずに対象を多面的に説明し，
聞き手の理解度をレベル3以上にできる

レベル4　伝えられる　〜Communicate〜
限定範囲内で内容の決まったことを説明し，
聞き手の理解度をレベル2以上にできる

レベル3　話せる・書ける　〜Speak & Write〜
限定範囲内で内容の決まったことを自分なりに
話せたり書いたりすることができる

レベル2　聞ける・読める　〜Listen & Read〜
限定範囲内で内容の決まったことを自分なりに
聞いたり読んだりすることができる

レベル1　知っている　〜Know〜
限定範囲内で内容の決まったことを
見たり聞いたりしたことがある

レベル0　知らない　〜Unknow〜
自分が知らない未知の領域のこと
知ったかぶりをせずに無知を認めることも重要

自己チェック可能

図2. "知っている"から"分かっている"まで

　何が正しいのか，何が良いのか，何が望ましいのか，といった個人の考え方である価値観も行動に大きな影響を及ぼします．現場で言えば専門職種として本人が達成したいと思う目標にも大きく影響します．また，同じものを見たり聞いたりしても，人によって受け取り方は異なります．自分が良いと思ったものでも，相手がどう思うかは分かりません．スーパーバイザーでのマネジメントは，これらのことを念頭に置きつつ，相手をよく観察し**対人能力を磨く**ことに尽きるかもしれませんね（**図2**）．

STEP UP
のための
経営学的キーワード
パーソナリティ，価値観

文　献

1）16personalities 性格診断テスト <https://www.16personalities.com/ja>（2019年8月閲覧）

Ⅲ　リハビリテーション部門のマネジメントを考えよう

2. マネジメントとその段階

② 1つのチームを任される
（イニシャル・ミドルマネジャー）

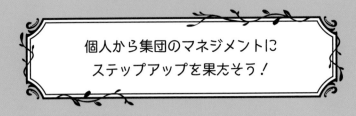

個人から集団のマネジメントに
ステップアップを果たそう！

集団の特徴を理解してマネジメントに活かそう

　チームや班など，組織の中で集団のマネジメントを任されたあなた，お
めでとうございます！ **ミドルマネジャー**としての可能性を買われてス
テップアップを果たしましたね．病棟，疾患別，職種ごとなど，いろいろ
な分け方があると思いますが，複数の人が集まってできるチームをマネジ
メントすることにより，「個人」よりも複雑な **「集団」を対象とし，より
大きな結果を出せるチャンスを得た**のです（図1）．

　集団とは，ある特定の目標を達成するために集まり，その中で互いに影
響を与えたり受けたりして依存し合っている複数の人々により作られてい
るグループのことを言います．集団には公式なものと非公式なものがあり
ますが，職務上のタスクを達成するための**公式的な集団**は，組織構造をデ
ザインする段階で人と人の組み合わせが決められ，各メンバーには何らか
の**役割**が割り当てられています．もちろん，社交的な付き合いにおいて，
気の合う仲間が集まった非公式な集団も自然と発生しますが，こちらは職
務上のタスクとはあまり関連はありません（しかし，給湯室でのうわさ話
の管理など，ときとして非公式な集団のマネジメントも重要だったりしま
す）．

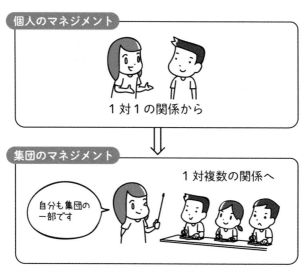

図1. 個人のマネジメントから集団のマネジメントへ

人は誰でも，仕事に限らずプライベートでも多くの役割をこなしており，どのように行動するかはそのときどきの役割によって変化します．また，周囲から役割の変更が求められているときに速やかに対応できる能力を人はみな持っていますが，あまりにも自分の希望と異なる場合には役割に対する葛藤が起きてしまいます．そのためマネジャーは，各メンバーに対して定期的に集団の中での**期待する役割を明確にきちんと伝える**のと同時に，メンバーの希望もくみ取る努力をしなくてはいけません．

メンバーが惹かれ合っている集団は個人の力を軽く超える！

私たちが一人で何かをがんばったとしたら，もちろんある程度の成果を出すことはできます．しかし，もし集団を上手にマネジメントすることができれば，個人で得ることのできる成果よりも，格段に大きなものを達成する可能性が広がります．

メンバーがお互いを尊重して惹きつけられ，その集団に留まっていたいと動機づけられている程度を表す**凝集性**は，組織の生産性と強く関連します．凝集性が高い集団に属するメンバーは，集団の目標に向かって努力する傾向があることが報告されています（**図2**）．チーム医療や多職種協働

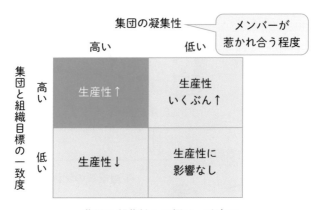

図2. 集団の凝集性と生産性の関係

を推進する意味でも，医療・介護現場における専門職集団では，この凝集性を上げていくことが1つの鍵となるでしょう．

　凝集性を高めたいときには，集団を小さくする，集団の目標への合意を促す，メンバーがともに過ごす時間を増やす，集団のステータスを高めてその集団への参加資格を価値のあるものに見せる，集団を物理的に孤立させる，などの方法があると言われています [1]．これらのことは，マネジャーとして覚えておいて損はないでしょう．

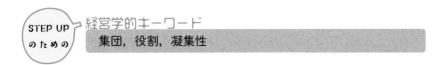

STEP UP
のための 経営学的キーワード

集団，役割，凝集性

文　献

1）Gibson JL, Ivancevich JM, Donnelly Jr JH：Organizations：behavior, structure, processes, 14th ed, McGraw-Hill Education, New York, 2011

2. マネジメントとその段階

③複数のチームを任される
（リアル・ミドルマネジャー）

運営を助ける組織の要となれ

リアル・ミドルマネジャーのポジションは組織の要である

　いくつかのチームを任されたあなた，ここからがミドルマネジャーとしての正念場です．とは言っても，過度に身構える必要はありません．それまで現場のリーダーとして培（つちか）った知識や経験を活かし，気負わずにできることを実行していきましょう．

　ミドルマネジャーのポジションにいる人は，組織にとって絶対的なキーマンであり（もしかしたらトップよりも重要かもしれません），指揮官のサポート役として重要な計画などに参加し，その運営を助けることが求められます．トップと一緒に全体の舵取りの方向性を決め，実際の現場とトップマネジメントを結び，**組織全体の運営を助ける立場**となるのです．

　具体的にはどのようなことを実践していけば良いのでしょうか．まずは，**トップの意思決定の精度を上げるためのサポート**です（**図1**）．病院上層部からリハビリテーション部門に下りてくる事業方針を理解し，それを達成するための具体的な行動計画を策定し，それが実現可能であるか否かをトップマネジャーとともに検討しなければなりません．その際，組織の規模にもよりますが，部門のトップが各ラインをすみずみまでモニタリングすることは困難です．ミドルマネジャーは，現場のチームの現状を分析し，

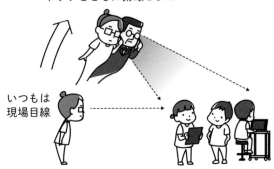

場合に応じて
トップとともに俯瞰せよ!!

いつもは
現場目線

図 1. ミドルマネジャーとしての視点のあり方

実践として現場に落とし込むための具体的な計画を策定することで,トップマネジャーの意思決定をサポートすることができるのです.その意思決定の内容を現場の言葉に変換し,メンバーに共有の問題としての理解を促すことも大切です.

　また,そのような作業を通して,組織全体の**情報伝達系統や指示命令系統**がしっかりと機能しているかどうかをチェックすることも大切です.下ろした情報がどれだけ現場に浸透しているか,また逆に現場の状況を適宜吸い上げることができているか,を定期的に確認するのです.**リーダーとして現場を引っ張り,フォロワーとしてトップを支える**.これが,ミドルマネジャーのあるべき姿なのです.

組織の質はミドルマネジャーの質で決まります

　はっきり言いましょう.多くの場合,組織の質はこのミドルマネジャーのポジションにいる人たちの質で決まります(図 2).**組織はリーダーの器以上にはならない**.この言葉の重みをとても強く感じ,そして体現していくべきポジションです.

　例えば,**上司の行動は組織の倫理的な行動にとても強い影響を及ぼします**.とくに,ミドル以上のマネジャーの価値観や行動は,組織全体の倫理観や行動に大きく反映されるのです.そのため,臨床業務で成果を上げる,そして各チームの医療の質を管理することはもちろんですが,職務規定や

リーダーの器で組織の器は違ってきます

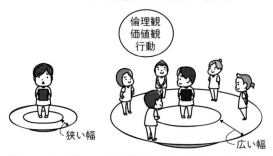

倫理観
価値観
行動

狭い幅

広い幅

図2. リーダーの器で組織の器は決まります

医療安全関連のマニュアルの遵守_{じゅんしゅ}など，医療の質を直接的に左右するような事柄における行動，そして人間性などについても自己を振り返るようにする必要があるでしょう．

　嫌われる上司の指示や命令は，受け入れられたとしても最低限の目的しか達成できません．しかし，信頼関係が構築された上司のためであれば，部下は思いのほか一生懸命がんばれるものなのです．

2. マネジメントとその段階

④部門全体を任される（トップマネジャー）

> トップマネジメントは
> 交渉，調整，そして政治である

　おめでとうございます！　いよいよあなたはリハビリテーション部門の
トップにたどり着きました．ここからは，小さいながらも一国一城の主で
す．人事権も持ちました！　気に入らないスタッフは合法的に遠ざけるこ
とができます．その権力の大きさに，きっとスタッフたちはあなたの言う
ことを喜んで聞いてくれるでしょう！

　はっきり言いましょう．トップマネジメントに関して，このような幻想
は捨ててくださいね．

その職責を理解し，ビジョンを示せ

　リハビリテーション部門におけるトップマネジメントは，病院や介護施
設の組織全体のニーズとの整合性を保ちつつ，自分たちのビジョンを打ち
出して部門全体を導く重大な役割を担います．あなたの価値観，行動や意
思決定が，部門スタッフの価値観，モチベーション，そして業績に大きな
影響を与えるのです．その職責の大きさは計り知れません．

　トップマネジメントの最も重要な仕事は，中長期的な視点に基づいて，
組織が将来的に「こうありたい」という**ビジョンを策定して方向性を示す**
ことでしょう（**図1**）．その上で経営資源である「ヒト」「モノ」「カネ」
の配分や補強について，戦略を考えていく必要があります．目標とするべ

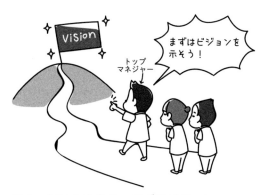

図1. 何はともあれ，まずはビジョン

き期間は時と場合によって異なるとは思いますが，リハビリテーション部門においては，2〜3年の中期計画，5年の長期計画が1つの目安にはるでしょう．

　それらの目標を達成するためには，より具体的な短期目標を立案して，その結果を検討し，業務を修正していくことが重要となります．短期目標の策定は，より現場のことを理解しているミドルマネジャーとの協働です．計画に実行可能性が伴わなければ，誰もその目標に向かって努力をすることはないでしょう．「なんだか，変わるかも．変わっていけるかも」という期待を抱かせるような目標設定が必要でしょう．

トップマネジャーはタフな交渉人であれ

　ビジョンを達成するため，「あの治療機器がほしい」「人材育成のため，この取り組みがしたい」などいろいろな要望が出てくるでしょう．組織にとって，新規の取り組みは金銭的な出費を伴う投資の対象とみなされます．そのため，トップマネジャーは，経営陣にリハビリテーション部門への投資を意思決定してもらう必要があります．

　経営陣の意思決定を促すためには，十分な情報提供と理論的な提案を行い，**投資対象となるための説明責任を果た**すことが重要となります．情報提供の中には，新規の取り組みの意義や潜在的なニーズ，そして収支見込みなどの財務的な視点も必要です．

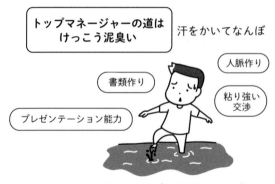

図2. ぬかるみを行くトップマネジャーの道

　また，組織の上層部に行けば行くほどいろいろな利権もからむため，交渉がすんなり進むことはほとんどない，と考えた方が賢明です．トップマネジャーに絶対的に必要なのは，人脈作り（とくに事務系の人たちとの関係性は重要です），書類作り，プレゼンテーション能力，そして**泥臭く交渉を継続することなどをやり抜く力**です（図2）．

　一方，トップマネジャーの権限は，部下がそれを受け入れることで意味を持ちます．権限を持っていても，部下に無視されては何もなりません．部下は仕事をする上でさまざまな要望を持ちますが，そのすべてを満足させることはできないでしょう．しかし，まったく何にも応えることができなければ，部下は働く意欲やモチベーションを低下させるため，マネジャーは権限を発揮できなくなります．トップに立つということは，病院側の経営陣のみならず，部門のメンバーに対するものも含め，さまざまな交渉術を身につけなければならないということです．大変ですね．

STEP UP のための　経営学的キーワード

トップマネジメント，説明責任，交渉（ネゴシエーション）

C. シチュエーション別リハ部門マネジメント

　ここから先は，よくあるシチュエーションを挙げてマネジメントの実際を解説します．

とある地域のセラピストたち

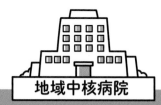

地域中核病院

 係長→リハ部門管理者
呉田くん

A病棟

 主任
吉田くん

 山田くん

 五木くん

 雛形さん

B病棟

 主任
近藤さん

C病棟

 主任
坂戸さん

整形外科クリニック

 持田くん

 村上くん

介護老人保健施設

 室長
太田さん

 浜口さん

回復期病院

 主任
大森くん

1. 後輩の教育を任されたら

①教えても変わらない後輩への対応方法

あなたの臨床能力を活かそう！

手応えがないのは誰のせい？

　理学療法士（PT）10年目の持田くんは整形外科クリニックの中堅です．スポーツ選手の患者さんを中心に担当しているため，多くの後輩がスポーツ分野のエキスパートを目指して，アドバイスを求めてきます．持田くんは忙しいながらも後輩教育も自分の役目と思い，熱心にアドバイスしています．

　しかし，いくら教えても変わらない後輩が何人かいて，その中に5年目の村上くんがいました．彼は入職時から「将来はスポーツ選手を担当して，いずれはアスレティックトレーナーの資格も取りたい」と言っていました．持田くんはいつか一緒に活動できたら良いなと思いながら，相談に耳を傾けてきました．

　ところが村上くんは，アドバイスをしても一向に変わりません．持田くんが「この前の患者さん，どうなった？」と聞いても，「うまくいきましたよ」と答えるだけです．「昨日話したこと，確認してみた？」と聞いても「ええ，ありがとうございました」とだけで，どこか生返事です（**図1**）．

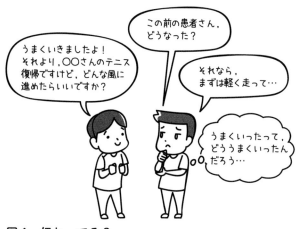

図1. 伝わってる？

あなたの臨床能力を後輩育成に活かそう！

　持田くんは熱心に後輩育成しており，間違っていたわけではありません．しかし，村上くんはその熱心な指導に対して反応はいまいちで，変わりませんでした．では，どうすれば良かったのでしょうか？

　皆さんは臨床で患者さんを評価して，その人の良い点・改善点を分析し，個別性のあるプログラムを立て，実行されていると思います．日々，プログラムを実施し，その反応が良ければプログラムを新たに追加することもあるでしょうし，良くなければ，なぜ良くないのかを考え，変更したり，誰かに相談したりすることもあるでしょう．

　この臨床能力を後輩教育にも活かすのです．つまり，後輩の状況を評価して，それに適した指導方法を取るということです．

後輩の状況を把握しよう！

　例えば，急性期で患者さんが主体的に動けない場合，自分でやってもらうプログラムは極力少なくし，私たちが指示するプログラムを多くして進めます．しかし，患者が回復してきて，自分でもいろいろできるように能力や意欲が高まってくると，自分で行ってもらうプログラムを増やし，必要なときに必要なサポートのみを行うプログラムに切り替えていきます．

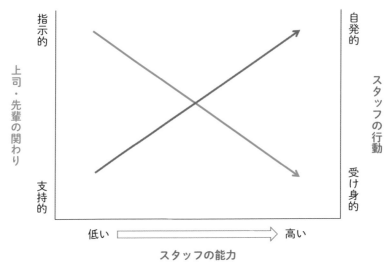

図2. ライフ・サイクル理論に基づく上司・先輩の関わり方

　このように，私たちは患者の状況に応じて適切なプログラムを作成し実施しています．このような方法を，経営学ではリーダーシップ理論の1つである**ライフ・サイクル理論**と言います（**図2**）．患者の能力を最大限に引き出す臨床能力は，後輩の能力を最大限に活かす方法として使えます．

　後輩の状況は経験年数やこれまでの取り組み，キャリアなどさまざまですし，性格や理解力，同じ指導をしても反応の良い者，反応が良くない者など個人因子も考慮する必要があります．

　指導してもうまくいかない場合，後輩自身の取り組みの問題もありますが，上司・先輩の関わり方をちょっと変えるだけでうまくいく場合もあります．あなたが立てたプログラムを患者に実施して，うまくいかない場合，患者さんのせいにはしませんよね．同じように，後輩教育を行ってうまくいかない場合，教育方法を工夫すれば良いのです．

後輩にどうなってほしいか，ゴールを共有しよう！

　後輩教育を行うにあたり，後輩から指導を求められる場合もありますが，こちらから指導する場合がほとんどです．

いずれにしても，後輩がどうなりたいかを聞いておく必要があります．患者の主訴，ニーズ，ディマンドを把握した上で，各検査・測定結果とあわせてゴールを設定するように，後輩がどのように考えているのかを知りましょう．

また，こちらから指導する場合，後輩にどのようになってほしいのか，ゴールを共有しましょう．私たちは，どのようになってほしいかというゴールを設定しないで患者に関わることはありません．しかし，相手が患者ではなく後輩となると，成長したいと思っていて当然と，将来像について具体的なイメージを共有しないままにルーチンで指導してしまうことがあります．

患者と目標を共有できれば，同じことを行っても，患者の取り組みもプログラムの効果も格段に良くなります．後輩教育がうまくいかない場合，あなたの臨床能力を使って後輩の状況を把握し，ゴールを共有して教育に臨んでみましょう．

STEP UP のための 経営学的キーワード

リーダーシップ理論，ライフ・サイクル理論

文　献

1）角山　剛：キーワード心理学シリーズ 12. 産業・組織，重野　純ほか（監），新曜社，東京，2011

Ⅲ

リハビリテーション部門のマネジメントを考えよう

97

1. 後輩の教育を任されたら

②言うことを聞かない後輩への対応方法

共通の目的に向かって一緒に働こう！

全体の決定なのに従わないスタッフ

太田さんは100床の介護老人保健施設の言語聴覚士（ST）です．経験は今年で15年目とスタッフの中で一番長いので，リハビリテーション室の室長を務めています．

太田さんはSTですので，とくにPT，作業療法士（OT）のスタッフには声をかけ，話を聞きながら全体がまとまるように努めていますが，最近，OTの浜口さんが気になっています．

浜口さんはミーティングやカンファレンスなどでは，うなずきながら，意見も言い，とても協力的です．しかし，決定したことに従わず，自分の考えで動いていることが多いため，他のスタッフやケアマネジャー，介護福祉士などからも太田さんに苦情が来ています．とくに，OTの中でもみんなで決めたことを浜口さんが守らず，困っているとのことでした．

職場の目的を理解してもらおう！

まず職場という組織は，図1に示すように，複数の人間，社会的システム，共通の目的達成から成り立っています．例えば，介護老人保健施設で考えてみると，各職種が施設基準どおりに配置され（複数の人間），建物が建って，認可が下りれば組織（社会的システム）と言えるかというと，

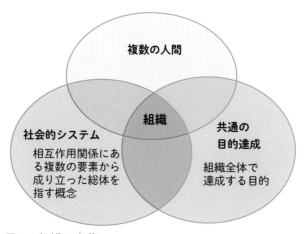

図 1. 組織の定義
〔上田　泰：組織行動研究の展開，白桃書房，東京，2003 より作成〕

そうではありません．**共通の目的，すなわち組織全体で達成する目的が共有されていて，それに向かって複数の人間が協力して初めて組織が成り立ちます．**

　したがって，まずは組織の共通の目的をスタッフが理解している必要があります．しかし，組織全体の目的は大きいので，各職場は何を目的とするか，ミドルマネジャーがかみ砕いて，より具体的にし，スタッフに伝えましょう．そうすると目的が共有できるので，職場全体が同じ方向に向かって動くことになり，協力し合うことにもつながります．

仕事とは何か理解してもらおう！

　一方，医療専門職は，仕事を「自分の専門の業務をやること」だけと考えがちです．つまり，医療専門職は，仕事は専門職の仕事，すなわち利用者に関わることが自分の仕事であり，それ以外の仕事は自分の仕事と思っていないことが多いのです．

　しかし，仕事は利用者に関わることだけではありません．仮に，利用者に関わることを仕事の中心としても，それに伴う書類作成や他職種との連携など，さまざまな業務があります．また，個人の業務だけではなく，職

表1. 組織市民行動とは？

> 　　　　自分の公式の職務ではないが，職場にとって誰かが引き受けたり，
> 気がついたときにやっておくと職場全体の仕事が円滑になる仕事
>
> 例えば…
> ▶科長や主任の仕事を手伝う
> ▶仕事の多い人を手伝う
> ▶積極的に利用者や他部門の対応に当たる
> ▶自発的に整理整頓や掃除を行う
> ▶部門のルーチンワークを見直し，工夫してより良くする提案をする
> ▶業務がうまく回るように提案する
> ▶職場内の人間関係で問題が生じたときに緩衝役になる

場全体が円滑に回るように個人が積極的に非公式な役割を果たすことも重要です．このような行動を**組織市民行動**と言い，これも仕事です（**表1**）．

　このように，仕事にはいわゆる**専門職の仕事（プロフェッショナルスキル）**と，それ以外の**どんな職種にも共通するような仕事（ジェネラルスキル）**があります．つまり，利用者との関わりも，そのために必要な他職種との連携も仕事になります．また，他職種と連携するために日常的にコミュニケーションを取ることや，他の人の仕事を率先して手伝うこと，スタッフルームを掃除することなどの組織市民行動も仕事なのです．

共通の目的に向かって一緒に働こう！

　前述したように，組織は共通の目的達成を目指してスタッフが動くことで成り立ちます．また，仕事には専門的な仕事とどんな職種にも共通する仕事があります．そして，組織は，組織の目的達成につながるスタッフの専門的な仕事とどの職種にも共通する仕事の両方を組織への貢献とみなし，それに対する対価として報酬を支払っていることになります．

　したがって，組織（職場）とはどのように成り立っているのか，仕事とは何か，報酬は何に対して支払われるのかについてをスタッフに理解してもらうことで，協力して同じ目的に向かって進むことができるのではないでしょうか．

STEP UP のための 経営学的キーワード

組織，組織市民行動，プロフェッショナルスキル，
ジェネラルスキル

文　献

1）上田　泰：組織行動研究の展開，白桃書房，東京，2003

Ⅲ　リハビリテーション部門のマネジメントを考えよう

1. 後輩の教育を任されたら

③他の人を評価するときに気をつけたいこと

専門職としての評価力を使おう

人事評価だけは嫌だ！

7年目になるPTの大森くんは,今年から回復期病院の病棟リハビリテーションチームのリーダーになりました. 彼は仕事にやりがいを持っていますし,組織のことを考えて動ける優秀なスタッフで,これまでも他のスタッフの相談に乗り, 誰がやっても良い仕事は率先して行ってきました.

そんな大森くんですが,唯一, リーダーとして人事評価を行うことが不安でした.「自分が他の人を評価するなんて……」(図1)

人事評価は難しくない！

「自分が評価するなんて……」「みんな, どう思うだろう」などなど, 人事評価に対しては, 気が重くなるような先入観や思い込みがあるように思います. 進んでやりたい！という人はなかなかいないでしょう.

しかし, 医療専門職ならば, 日々, 患者さんを評価しながら, それぞれの専門技術を使っていますよね. その評価能力を活かせば, そんなに難しいことではありませんし, 人からどう思われるかを心配しなくても良いのです.

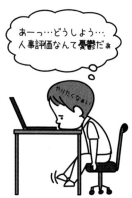

あーっ…どうしよう…．
人事評価なんて憂鬱だぁ

やりたくなぁい！

図1. 憂鬱な大森くん

可能な限り客観的に評価しよう！

　人事評価の方法はそれぞれの勤務先で異なると思いますが，可能な限り客観的に評価しましょう．「可能な限り」というのは，人がすることですので100％客観的にというわけにはいきません．しかし，それを心がけることが大切です．

　実際に人事評価するときには，以下の3つのポイントに気をつけるとよいでしょう．

①何を評価するのか，まずは自分が理解しよう

　上司から急に評価表を見せられ説明されても，実際に評価する場面になって，「これって何ができたらA？」「どんな行動ならC？」などとなりがちです．

　多くの場合，項目自体はシンプルに記載されているので，評価者は分かった気になっています．そのため，実際に評価する場面になると前述したように分からなくなることがあるのです．実際にどのような行動が必要か，各段階の違いは何かなど，評価する場面を想定し，上司に確認して理解しておきましょう（表1）．

②人事評価を行う前に，スタッフに評価の目的・方法・内容を説明しよう

　人事評価を行う前に，スタッフに評価の目的と何をどのように評価するかを説明してください．ここで評価者と被評価者が共通理解をしておくことは，人事評価において最も重要です．とくに，ネガティブな評価をすると後になってトラブルになります（評価者は「言ったつもりなのに……」，

表1．この評価項目，具体的に説明できますか？

例1． 円滑に職務を遂行するために，チームワークに貢献している．

> 貢献？　どんな行動が貢献？

例2． 状況に応じて，適切な判断ができる．

> 適切な？　どうすると適切？

例3． 対象者との信頼関係が構築できる．

> 構築できる？　どうなっていたら構築している？

被評価者は「聞いていない……」）．

　そこで，評価の目的・方法・内容をスタッフに説明します．疑問があればそのときに聞いてもらい，被評価者にどのように行動してほしいかを伝えてください．また，その行動については具体的にどういう行動かも確認してください（**図2**）．

③自分の評価の特徴を知ろう

　人が人を評価する場合，陥りやすいエラーがありますので，自分の評価の特徴を知りましょう．代表的なものを3つ紹介します．

　1つ目に**ハロー効果**です．これは，日頃から評価者が被評価者に対して良い印象を持っている場合，実際よりも良く評価してしまうエラーです（逆もあります）（**図2**）．

　2つ目に**対比誤差**です．これは，とても優秀な評価者の場合，自分を基準にして被評価者を評価してしまうエラーです（逆もあります）．

　そして，3つ目に**寛大化傾向**です．これは，被評価者に悪く思われたくない，自分がよく把握できていない，などによって，実際よりも良く評価してしまうエラーです．

　このようなエラーは，人事評価でなくとも日頃の生活の中でも起こっています．例えば，人間関係が親しいか親しくないかによって，同じことをしていてもあなたの評価は違いませんか？生活用品を買う場合でも，大手A社なら信頼できるけど，あまり知らないB社のは止めておこうとか．ですので，このようなエラーがあることを知っているだけでも人事評価はやりやすくなります．

104

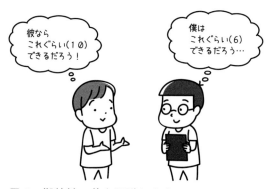

図2. 期待値の差を認識しよう

専門職としての知識・技術を活かしましょう！

　リーダーや主任，科長などチームや科を任される立場になると，公式・非公式を問わず人事評価することになります．そのときには，ぜひ専門職としての知識・技術を活かしましょう．

　先ほど述べた３つのポイントでお気づきかもしれませんが，例えば，何か検査を行う場合，検査の目的や内容を知らずに患者さんに実施することはありませんし，患者さんに説明をし，同意を得て検査を行います．また，検査の判定の際，自分の陥りやすい見方（エラー）は結果の判定を誤らせてしまいます．このように考えれば，医療専門職は人事評価の基礎となる知識・スキルを持っています．先入観や思い込みを少し横に置いて，人事評価をしてみましょう．

> **STEP UP のための　経営学的キーワード**
>
> 人事評価（考課），評価エラー（バイアス），ハロー効果，
> 対比誤差，寛大化傾向

文　献

1）加藤恭子：評価と処遇．産業・組織心理学，改訂版，馬場昌雄ほか（監），白桃書房，東京，2017

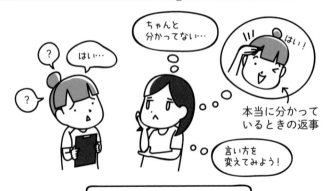

相手の理解度を見極め，伝え方を変えたりしてみよう

「なぜそうなのか」を考える機会を！

・一度ですべてを理解できる人など世の中に存在せず
・相手に合わせて伝え方を変えられることこそ，自分の成長の証である
・"指示"を与えるより，"なぜそうなのか"と考える機会を用意すべし

　臨床でのスタッフの教育は，自分たちの組織を強くするために必要なタスクであり，指導者が担う役割はとても重要です．同じ組織のスタッフとして遜色ないくらいのレベルまで早く引き上げてあげたい，と焦る気持ちもあると思いますが，理解力や成長の速度は人それぞれです．中には，10を教えると10を理解できる人もいますが，そんな人はめったにいません．たいていは，同じことを何度か反復することで，いろいろなものを理解していきます．

　相手の理解度に合わせて伝え方を変えていくことも，「教える」技術として必要です．分かりやすい説明はもちろんですが，自分の意見を一方的に伝えても，相手の理解は進みません．相手が本当に理解しているのか，を推し量りながら物事を進める必要があるでしょう．

　最近よく言われる「指示待ちくん」も，もしかしたら上司の問いかけ方に問題があるかもしれません．時と場合によるとは思いますが，すぐに答えを与えるばかりでなく，「なぜそうなのか」という「理由」を考える機会を多く用意することも大切です．

　人の成長には時間がかかります．それを念頭に置き，忍耐強く取り組みましょう．

2. 1つのチームを任されたら

①ミドルマネジャーとしての心得

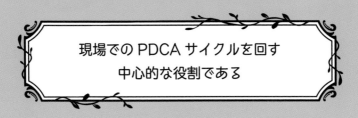

現場でのPDCAサイクルを回す
中心的な役割である

ミドルマネジャーとしての扉が開かれた！

　ある日の夕方，PTの近藤さんは科長に呼び出されました．神妙に話を聞くと，それは病棟のリハビリテーションチームの主任への昇進話でした．これまでの経過から，昇進は年功序列であることはよく分かっていたため，8年目の彼女はうすうすその話だろうと予想していましたが，現実となるとまた違います．

　責任が重くなることには少し抵抗がありましたが，今の自分にならできるような気もしています．みんなと一緒にがんばっていこう……と思う近藤さんでした．

PDCAサイクルを回して日々の業務のメンテナンスを担う
重要な役割

　主任などの役職がつくミドルマネジャーへの昇格は，1つチームを任され，**個人よりも複雑な「集団やチーム」のマネジメント**に移行していくことを意味しています．その大きな役割の1つは，集団やチームの目標を定め，日々の業務が滞りなく行われているか評価し，必要があれば修正を行っていくことです．このような**PDCAサイクル**を回す，中心的な存在となる順番がやってきたのです．

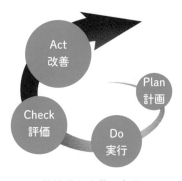
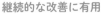
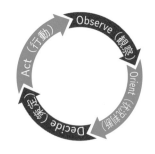

継続的な改善に有用

インシデント・アクシデントなど
状況が変化しやすいときに有用

図1. PDCA サイクルと OODA サイクル

　PDCA サイクルの概念は，ビジネスの現場でも多く活用されています（**図1左**）．これは，**Plan（計画）→ Do（実行）→ Check（評価）→ Act（改善）**の4段階を，螺旋を描くように繰り返し，サイクルを上向きに回して継続的な業務改善を目指すもので，日常業務にほころびがないかをチェックするにはとても有用です．また，より変化の激しい状況では，思い込みを抜きにして相手を**観察（Observe）**し，観察に基づいて**状況判断（Orient）**して方向づけを行い，具体的な方針や行動プランを**策定（Decide）**し，実際の**行動（Act）**に移るという**OODA サイクル**が有用となります（**図1右**）．

　いずれにしろ，ミドルマネジャーにとっては，医療・介護のいずれの組織でも，1つのチームを動かすときには，日々の診療業務の中でこのサイクルを回し，細々したことから大きな決断まで，いくつかの選択肢から何かを選ぶという**意思決定の連続**となります．

意思決定にはバイアスがつきものであることを理解して臨もう

　意思決定を行うときにつきものなのが偏見，先入観や思い込みなどの「**バイアス**」です．人は誰しも困難な選択を避けたいと思うあまり，ときに衝動的になったり，直感を信じたり，または過度に過去の経験を重要視して，最良の選択を行えなくなるのです．どのようなバイアスが起こりやすいのか知っておくことは，自分がその罠に陥るのを防いでくれるでしょう．**表**

表1. バイアスの種類

自信過剰バイアス	実際よりも多くのことを知っていると思い込みやすい
確証バイアス	自分の考えを肯定する情報を集めやすく，矛盾する情報には批判的になる
アンカリング・バイアス	最初に与えられた情報に重きを置き，後に受け取った情報よりも重視しやすい
入手容易性バイアス	身近にある情報に基づき判断を下しやすい
代表性バイアス	代表的な事例にあてはめた判断を下しやすい

1に一般的によく見られるバイアスを提示します．

　人は自分が実際よりも多くのことを知っていると思い込んでおり（**自信過剰バイアス**），知的能力や対人能力が低い人ほど，自分の業績や能力を過大評価する傾向にあるのです（これは，**ダニング＝クルーガー効果**としても有名です）．このバイアスを防ぐためには，学び続けて知識を深めていくことが大切です．

　意思決定を行うために情報収集を行うときにも注意が必要です．人は，自分が行った過去の選択を肯定するような情報を求めがちで，過去の判断と矛盾する情報を軽く見たり批判的になったりする傾向があります．この**確証バイアス**により，情報を収集する範囲が限定されないように気をつけなければなりません．

　公平性，道徳性，倫理性など，意思決定をするときには配慮すべきことがたくさんあります．人が陥りやすい思考のクセを把握し，そのときどきにおける最良の選択を行えるよう努力していくことが，ミドルマネジャーとしての一番の心得かもしれませんね．

STEP UP のための　経営学的キーワード
　PDCAサイクル，OODAサイクル，意思決定，バイアス

Ⅲ　リハビリテーション部門のマネジメントを考えよう

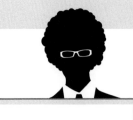

職員と組織が幸せに
なれるマネジメント

「6%」.

この数字は,「熱意を持って仕事をしている」と答えた日本人のデータです(米国ギャラップ社調査,2017年).昨今は働き方が問われる時代になっていますが,「残業時間削減」や「業務効率化」など,「何のためにそれを行うのか」という目的を,組織と個人との間で確認できているでしょうか.本来の働き方改革の目的は,多様な働き方を可能とすることで,誰もが幸せに働ける社会を実現することです.

「パーパス・マネジメント」とは,仕事における幸せを最大限に高め,組織の生産性を向上させる方法のことで,仕事における幸せを「PARW」で表しています.

P(Purpose＝存在意義):自身のPurposeと会社のPurposeに重なる部分を見出せる.

A(Authenticity＝自分らしさ):自分の強みを活かし,自分らしく仕事が行える.

R(Relationship＝関係性):一緒に働く人々と良い人間関係を築き,協力して働ける.

W(Wellness＝心身の健康):仕事に取り組む上で,心身が健康である.

幸福度の高い社員はそうでない社員に比べ,売上は37%,生産性は31%,創造性は3倍高いと言われています.何があれば人は仕事で幸せを感じるのか,そのためにはどのような取り組みや環境が良いか.管理者はこれらの問いに向き合い,クリエイティブなアクションを実行していくことが求められるのではないでしょうか.

丹羽真理:パーパス・マネジメント―社員の幸せを大切にする経営―,クロスメディア・パブリッシング,東京,2018

2. 1つのチームを任されたら

②チームをまとめられるリーダーシップとは

自分に合ったリーダーシップを発揮しよう

突然，病棟リハビリテーションチームを任された！

　PTの吉田くんは，あと半月で病棟のリハビリテーションチームの主任業務を引き継ぎます．昇格の話は突然でした．10年目の前任者が，体調不良で退職するのです．自分を含めPT4名，OT2名，ST1名の病棟チーム主任への昇格を打診されたとき，まだ5年目の彼は正直悩みました．この昇格はとても大変に思えたのです．

　科長からは「リーダーとして活躍してほしい」と言われました．日々の業務に追われつつ，吉田くんはリーダーの役割やあるべき姿を考えていました．彼は，「堅実」という言葉がお似合いで，むしろ少しだけ気が弱く，他人を押しのけて自分が前に出ようとするタイプではありません．また，チームメンバーの中には，彼よりも臨床経験が長いスタッフもおり，うまくやれるのかという漠然とした不安もぬぐえません．吉田くんは**「リーダーとして活躍するってどういうことだろう……」**と真剣に考える毎日を送っています（**図1**）．

カリスマ的リーダーである必要はありません

　経験年数が浅いときからチームリーダーの役割を担う人も多いことでしょう．でも，不安に思うことはありません．断言します．**リーダーシッ**

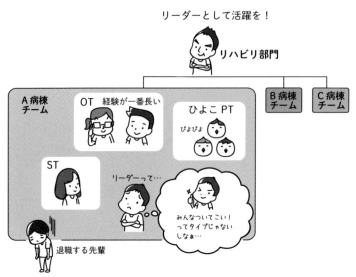

図1. リーダーって何だろう

プを発揮するのに，経験年数はあまり関係ありません.

　「リーダー」というと誰を思い浮かべますか？ アップル社を創ったスティーブ・ジョブズ，マイクロソフト社のビル・ゲイツ，元アメリカ合衆国大統領のバラク・オバマも優れたリーダーだと思います. 彼らのような「飛び抜けたリーダー」を想像すると，カリスマ性で周囲に絶大な影響を与え，何かを変える力を持つリーダーの名前が挙がりますが，そのような人はほんの一握りです. 世の中で活躍するリーダーのほとんどは，仕事の目的や目標，具体的な内容を明確に伝え，メンバーを適切に動機づけることで結果を出す**業務処理型のリーダー**なのです.

　リーダーシップの定義は研究者の数だけありますが，ここでは「**その集団や集団に所属する各メンバーに対し，共通の目標を達成するための行動を促すことができる能力**」としておきます. 業務処理型リーダーは，チームの目的をフォロワーと共有し，スタッフそれぞれの目的達成のための道筋（パス）を明示し，業務目標（ゴール）達成を助け，障害物や落とし穴を整備して道筋を歩きやすくすることで,全体の目的達成を目指すのです. でもこれって，私たちが患者さんのゴールを設定するのと同じ考え方ではないでしょうか？ そうです，臨床で行っていることは，対象をスタッフ

に置き換えると，彼らのパフォーマンスを高める手助けとなるのです．

リーダーたるゆえん，信頼を勝ち取ろう！

　リーダーと非リーダーを分ける特性としては，職務に関連した知識の深さ，向上心と実行力，他者を導こうとする欲求，自信，知性，自分や他人を客観的に見る力，正直さや誠実さなどが挙げられます．また，「**信頼**」もリーダーシップと強く結びついています．信頼とは，相手の言葉・行動・決断などを通じて，この人は日和見的な（自分ばかりが得をするような）行動をしないだろう，と相手に前向きに思ってもらうことです．信頼の構築にはある程度の時間がかかりますが，それが成された間柄では，「相手のためにもう少しがんばってみようかな……」という前向きな意志が生まれます．

　臨床チームのリーダーがフォロワーとの信頼を構築するには，まずは自分の臨床能力を適切に示すことです．クリニカルディスカッションなどで自分の考えが伝わるよう，コミュニケーション能力を身につけることも大切です．

　約束を果たす，秘密を守る，一貫性を示すなども，成功するマネジャーの要件です．また，何かしら判断や決断をするときは，不都合な内容を含め，関連する情報をできるだけ知らせ，なぜその判断をしたかを伝えることが大切です．「知らない」ことは，不信感を生む大きな原因となるのです．

周りに合わせてリーダーシップ行動を変えていこう！

　リーダーシップのあり方は，フォロワーの成熟度や準備度で変わります．ハウスらは，**指示型**（俺の言う通りにしていれば大丈夫），**支援型**（最近どう，大丈夫？），**参加型**（みんなの意見を聞かせてね），**達成志向型**（ここまでみんなでがんばるぞ），という4つの**リーダーシップ行動**を規定しました（**表1**）[1]．

　重要なのは，同じリーダーでも**状況次第で取るべきリーダーシップ行動は異なる**ということです．例えば，指示型は流動的な環境やチームの中で対立がある場合には有効ですが，経験を持つ優秀な部下はクドいと感じます．タスクが明確な場合は支援型が高い業績と満足度を，環境があいまい

表1. 4つのリーダーシップ行動

	行動	
俺についてこい！	指示型	何を期待されているのかを部下に伝え，スケジュールやタスクの達成方向を具体的に指示する
最近，どう？	支援型	親しみやすく，部下のニーズに気遣いを示す
みんなの意見を聞かせてね	参加型	意思決定に部下を参加させ，提案を活用する
ここまでみんなでがんばるぞ！	達成志向型	困難な目標を設定して，部下に全力を尽くすよう求める

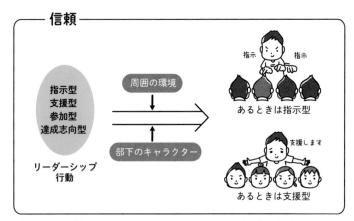

図2. リーダーシップ行動は使い分けることができます

な場合は達成志向型が努力による好業績への部下の期待を増すことができます．また，メンバーの能力や成熟度が高ければ，必要以上に手を出すことをせず，「見守る」ということも，1つの立派なリーダーシップ行動です．リーダーとして大切なのは，周囲の状況やスタッフの能力・経験・理解度の程度を見極め，自分自身の特性やリーダーとしての経験を加味し，リーダーシップ行動を選択することです（**図2**）．

　経験が浅いままリーダーとしてマネジメントを任されたセラピストの皆さん，まずは周囲のスタッフとの信頼関係を築きましょう．誠実な行動をしていれば，周りのスタッフは必ずついてきてくれるはずです．

経営学的キーワード

リーダーシップ理論，パスゴール理論

文 献

1) House RJ：A path goal theories of leader effectiveness. Administrative Science Quarterly **16**：321-339, 1971

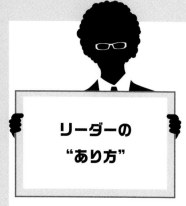

**リーダーの
"あり方"**

リハ部門の運営上の悩みは，一般企業と同様に「部下のまとめ方が分からない」「コミュニケーションをとるのが難しい」といったものが挙げられるかと思われます．

小笠原氏の著書『「全員活躍チーム」リーダーの心得』では，チームの成果を上げ続けるためには，リーダーのあり方こそが重要であると記されており，42のリーダーの心得を紹介しています．また，歴史上の偉人の言葉からもリーダーのあり方を伝えています．

組織の「ミッション（使命・存在理由）」「ビジョン（理想像）」「バリュー（価値規範・行動基準）」を明確にし，チームで共有することが重要であると一貫して述べられていますが，筆者が大切に感じたことは次の偉人の言葉にありました．「少なくとも指導者である以上は，自分のことを考えるのは四分，あとの六分は全体のこと，他人のことを考えるようでなくてはならないと思う」（松下幸之助『指導者の条件』より）．私たちは医療者としての職業倫理を培ってきていますが，組織倫理を考える機会はあまり多くないと思われます．利己的でなく利他的であることは，リハ部門を運営する上でとても大切なことではないでしょうか．

・小笠原健：「全員活躍チーム」リーダーの心得，総合法令出版，東京，2019
・松下幸之助：指導者の条件，新装版，PHP研究所，東京，2006

Ⅲ リハビリテーション部門のマネジメントを考えよう

2. 1つのチームを任されたら

③メンバーをチームプレイヤーにするためには

優れたチームをデザインして
メンバーを活かそう

そもそもチームって何だろう？

　吉田くんが病棟のリハビリテーションチームの主任になってちょうど3
か月．主任と呼ばれることにも慣れてきました．そんなある日，病棟主任
看護師から「もっとリハさんと看護師で協力して，チーム医療を進めたい
のだけど……」との相談を受けました．

　すでに毎朝のミーティングや週1回のカンファレンスなど，患者さん
の情報共有を行う場は設けられています．「はて，チーム医療とはどのよ
うなことなのか，そもそも『チーム』とは何なのだろうか……」．吉田くん，
今度はチームについて，真剣に考える日々を送ることになりました（図1）．

良いチームの成果は個人の成果の総和より大きいものを
生み出します

　チームという言葉からまず連想できるのはスポーツです．チームスポー
ツといわれるサッカーやラグビーの選手同士は，試合中の他の選手のパ
フォーマンスが自分のプレイにも影響する相互依存関係にあります．この
ような関係の場合，試合に勝つには選手の間で多くの調整や連携が必要で
あり，チームを活用する意義が大きくなるのです．

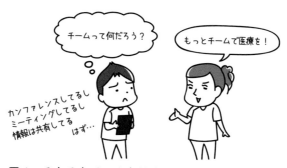

図1. そもそもチームとは？

　チームは，ただの集団（グループ）ではありません．グループは，メンバーがそれぞれの責任を持つ分野で業務を行うことを目的としているので，メンバー間の連携は必ずしも必要とされません．一方，チームは組織の業績を向上させるため**相乗効果（シナジー）**を生むことを目的とし，メンバー同士の連携や協調を通して，能力や努力を重ね合わせていくことが必要となります．グループの業績は，個々のメンバーの貢献を足したものですが，**チームの業績は個人の成果の総和より高い水準をもたらすことも可能**です．

　1人の人間は，短所も長所もあわせ持つ存在です．同じ人間が10人集まっても，その成果は10倍にしかなりません．しかし，10人の長所が結びつけば，20倍にも30倍にも，あるいはもっと大きな成果をも得られる可能性があるのです．同じように，1人のアイデアは，どんなに時間を費やしても1つのアイデアのままです．しかし，10人のアイデアが集まれば，さまざまなアイデアの組み合わせが生まれます．新しい発想は，多様な人が集うことで生まれるのです．

基本的な条件を押さえて効果的なチームを創ろう

　グループの呼称をチームに変えただけでは何も変わりません．効果的なチームを創るためには，いくつかの基本的な条件が存在します（**図2**）．まずはメンバーに方向性を示すためにも**共通の目的，すなわちビジョン**が必要です．そこから，現実的で実測可能で取り組みがいのある**具体的な目標**を設定することで，チームの業績は向上します．例えば，日々の業務の

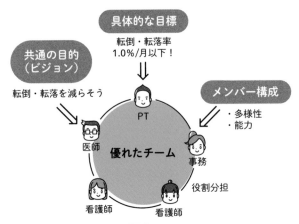

図2. 優れたチームの要素

中で患者アウトカムを改善する，プロジェクト的な取り組みとして転倒・転落を減らすというそれぞれのビジョンに対しては，FIM効率の改善，転倒・転落発生数（率）の低減などの目標が設定できます．業績評価には，個人の業績に基づく評価に加えて，チームの業績やチームへの貢献度を反映させることも重要でしょう．

　チームがうまく機能するためには，メンバーの**多様性，能力，そして役割分担**も大きく影響します．チームのメンバーが均一である必要はありません．一般的には，メンバーのバックグラウンドが異なる方が，多様な能力や情報を持つ効果的なチームとなる可能性が高くなります．一方で，メンバーがそれぞれの専門能力を備えているほか，問題解決・意思決定能力に長け，また対人能力をバランス良く備えていることが望ましいでしょう．人当りの良さ，誠実さ，外向性なども大切な要素となります．

　また，チームの中での役割も重要です．人によって得意な分野は異なります（**表1**）．情報収集能力に長ける，新しいアイデアやアプローチを生み出す，先頭に立って突き進み結果を出す，これまでのやり方の精度を向上させて結果を出す，チームの人間関係のメンテナンスに努める，全体の業務を調整しまとめる……．マネジャーは，メンバーがチームに貢献できる強みや能力を理解し，また好みのスタイルも考慮して役割を割り当てていくことで，チームワークの効果をより高めることができるのです．

表1. チームにおける役割

報告・助言者	情報の提供や収集を行う
創造・革新者	アイデアやタスクに対して，従来とは異なるアプローチを生み出す
探索・プロモーター	可能性を追求し，新しい機会を探す
評価・開発者	組織が直面する実際の制約に合わせて，選択肢を分析しアイデアを生み出す
推進・組織者	前へ突き進み，結果を出す
完結・生産者	体系的なやり方で結果を生み出す
管理・検査者	詳細に注目し，業務を各方面から管理する
擁護・維持者	基準や価値を守り，チームの卓越性の維持に努める
連結者	チームの業務を調整しまとめる

〔スティーブン P. ロビンス（著），髙木晴夫（訳）：新版 組織行動のマネジメント：入門から実践へ，ダイヤモンド社，東京，2009 より作成〕

メンバーをチームプレイヤーへと変えていこう

　もともと私たち日本人の文化は集団主義的な側面が強く，その中でもリハビリテーション分野で働くことを選んだ人にとって，チームで働くことに違和感を持つことは少ないと思います．しかし，中には個人的な業績を伸ばすことに重きを置いてしまい，チームの一員である意識が低いスタッフもいるかもしれません．

　喜ばしいことに，**多くの人はチームワークがもたらす満足感を体験することで，チームプレイヤーとして活躍することができる**とされています．そのためによく活用されるのが**ワークショップ**です（☞Ⅳ章）．問題解決，コミュニケーション，交渉，コンフリクト（感情や利害の衝突）のマネジメントなど，チームで働くために必要な要素を話し合いの中で培っていくことで，その価値に気がつく人も多くいます．

　組織全体でチーム力を発揮して得られた良い結果は，メンバーにとって刺激的であり，職務や職場の満足度を上げるでしょう．また，ミドルマネジャーにとっても，人間的に成長しつつ，ともにチームメイトたちの成長を促す機会は，とても大きなやりがいにつながります．ビジョンの共有，目標設定，スタッフ同士の連携や協調などを通したチームの活用により，

Ⅲ　リハビリテーション部門のマネジメントを考えよう

119

C. シチュエーション別リハ部門マネジメント

より大きな成果を目指していきましょう.

STEP UP
のための
経営学的キーワード
チーム，チームビルディング，役割

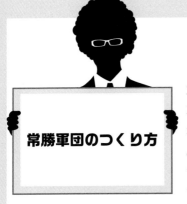

常勝軍団のつくり方

2019年1月3日，第95回箱根駅伝は東海大学が初の総合優勝を飾り，青山学院大学の史上3校目となる5連覇とはなりませんでした．それでも，歴代3位となる箱根駅伝4連覇．毎年必ず選手が入れ替わる学生スポーツにおいて，勝ち続けるためのチームづくりには特徴があるようです.

青山学院大学の原 晋監督は著書『逆転のメソッド』の中で，そのポイントのひとつに「目標を明確にしたこと」を挙げています．部としての目標を「箱根駅伝に出場して優勝する」と明確にし，そして部員一人ひとりにも具体的な目標を自分の言葉で設定させたのです．さらには，その到達度についてミーティングを行い，目標を達成するためにはどうすればよいかを各自に考えさせているそうです.

みなさんの組織の目標は何ですか？

1年後，どのような自分になっていたいですか？

ごく当たり前のことのようですが，きちんと言葉にして表出するという作業は意外とおろそかになりがちです．日常業務はもちろん，個人のキャリアデザインまで，自分たちの言葉で目標を立てて話し合ってみませんか？

原 晋：逆転のメソッド．祥伝社，東京，2015

120

2. 1つのチームを任されたら

④メンバーのやる気を引き出すには

何に動機づけられているかを知ろう！

元気のないスタッフ

吉田くんが主任になって半年が経ちました．最近 PT 2 年目の山田くんと五木くんの 2 人が気になっています．どちらも仕事はきちんとやっており，とくに問題ないのですが，やる気が出ていないというか，元気がないのです．

そこで，ある日，2 人と面談を行ったところ，山田くんは「このチームに来て 1 年ちょっと経ちますが，自分が仕事をちゃんとできているのかどうか，今ひとつ自信がもてなくて，やる気が出ないんです」と打ち明けてくれました．一方，五木くんは，「精神的に不安定で，拒否的でうまくいってない患者さんがいるんです．誰かに相談に乗ってほしいのですが，みんな忙しそうなので頼むのも気が引けて，結局，憂鬱になってやる気が……」と言って，不安そうにうつむいてしまいました．

まず，何がやる気を低下させているかを知ろう！

ここでいうやる気とは，仕事に対する意欲，つまりモチベーションを指しています．働く個人が仕事をする動機（理由）がさまざまであるように，何によってやる気が上がったり下がったりするかは，個人によって異なります．

　先の例では，山田くんは自分に自信が持てないことが，五木くんは患者にうまく関われず仕事がうまくいっていない，協力を得たいけれどできず困っていることなどがやる気を低下させているようです．

　まずは，「何が（理由）」という点について，面談でていねいに聞いてみましょう．あくまで「**ていねいに**」です．あなたが「え？そんなこと？」と言ったり思ったりしてしまうとスタッフのやる気はさらに低下してしまいます．したがって，「ていねいに」聞いてみてください．

次に，やる気を3つのポイントから見てみましょう！

　やる気（モチベーション）の3つのポイントとして，**方向性，強さ，持続性**（図1）があります．多くの人はやる気（モチベーション）の「**強さ**」に気を取られやすい傾向があります．やる気がある・ない，出る・出ない，モチベーションが高い・低いなどはすべて「強さ」のことを指しており，これに一喜一憂しがちです．しかし，残り2つのポイントである方向性と持続性にも着目するように促しましょう．

　まず，**方向性**です．これは前述した「何が（理由）」と似ていますが，個人が何によってやる気が出て，どこに向かっていくかということを意味します．すなわち，スタッフは患者に少しでも良い状態や状況になってほしいのに，自分の仕事能力ではうまくいかないのでやる気が低下しているのであれば，方向性は合っていることになります．したがって，方向性を見失ってやる気が低下しているような場合，上司はその方向性に向かって，どのように進めば良いかを提案してください．そうすれば，スタッフは再び進むことができるので，やる気を取り戻すことができます．

　次に，**持続性**です．これは，その行動，ここでは仕事や課題解決のための行動をどの程度継続するかについて見てみましょう．やる気の強さが短期的に高まって，そのときだけ行動できても，仕事は長期にわたるものであり，スタッフの成長にも長期的な視点が必要です．つまり，やる気の強さに関わらず，課題解決のための行動や自身が成長していくための行動を続けていくことが必要です．したがって，やる気の強さが低下して，行動が途絶えているようであれば，今のスタッフにできそうな負荷の軽い行動を持続するように促しましょう．負荷の軽い行動でも持続することで，や

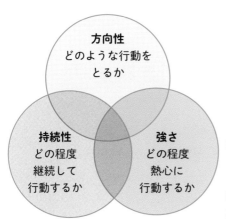

図1. モチベーションの3要因
〔角山 剛：モチベーションマネジメント．朝倉心理学講座13．産業・組織心理学，古川久敬（編），朝倉書店，東京，2006 より作成〕

る気を取り戻すことにつながります．

日常のコミュニケーションを大切に！

　お気づきのように，スタッフのやる気が低下して仕事が停滞してからの対応ではなく，日頃から何が個人の仕事を促進するのか，逆に何が仕事を停滞させるのかを観察しておくことが大切です．しかし，それだけでは不十分です．なぜならやる気は目に見えないので，結局，あなたはスタッフの行動からやる気を判断しているに過ぎません．つまり，本当のところは本人に聞いてみないと分からないのです．

　そのため，日常のコミュニケーションを大切にし，やる気の方向性，持続性，強さのうち，どれを促したら良いかを気にかけ，早目の対応を心がけましょう．

STEP UP
のための　経営学的キーワード
やる気，方向性，強さ，持続性

文　献

1）角山 剛：モチベーションマネジメント．朝倉心理学講座13．産業・組織心理学，古川久敬（編），朝倉書店，東京，2006

Ⅲ　リハビリテーション部門のマネジメントを考えよう

2. 1つのチームを任されたら

⑤メンバーの行動を促したいと思ったら

行動のお手本を用意することで，
ステップアップを助けよう

ハイパフォーマーは何かが違う？

　雛形さんが PT として就職して約半年が経ちました．職場にはだいぶ慣れてきましたが，臨床ではまだまだ分からないことだらけです．それでも最近は少し気持ちに余裕が出てきたこともあり，先輩たちの動きを見ることができるようになってきました．

　よく目で追っているのは同じ PT の吉田主任です．はっきりと言葉にはできませんが，この病棟でのリハビリテーションチームの中心として活躍する姿は，診療だけでなく教育や研究を含めて，他の先輩と比べたときにとても参考になるように感じたのです．

　この差はどこから来ているのだろう？ 不思議に思う雛形さんでした（あくまでも恋心などではないと仮定します）（図1）.

行動モデルであるコンピテンシーを活用せよ

　こんなことやりたいな，あんなことやりたいな，と頭の中で思い描いていることを実現するためには，必ず**行動**しなければいけません．しかし，人間は意思の弱い生き物であり，目標を達成すべく実際に行動を起こすということは，想像以上に大変です．

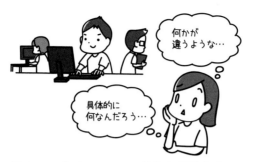

図1. ハイパフォーマーは何かが違う？

▶ **成果を発揮するための行動特性**
▶ **アベレージパフォーマー（普通の成績を上げる人）とは異なる行動で，より成果に結びつく** ハイパフォーマーの行動特性

ある部門で「問題分析能力」「説得力」「胆力」の能力が高い人が業績を上げている場合，この3つがこの部門のコンピテンシーとなる

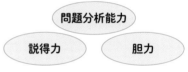

実際の「行動特性」を提示するため分かりやすく，初期の能力開発にはとても有用

図2. コンピテンシー（competency）

　一方，何らかの成果を上げているハイパフォーマーは，それに見合った行動をしています．**コンピテンシー（competency）** は，このような高い業績を上げている人たちの能力を，**行動の特性**に置き換えて表現したものであり，人材マネジメントでもよく用いられています．例えば，ある部門において，「問題分析能力」「説得力」「胆力」の能力が高い人が業績を上げている場合，これら3つの領域での彼ら・彼女らの行動特性が，この部門におけるコンピテンシーとなるのです（**図2**）．
　組織が期待する行動や態度をコンピテンシーとして提示することは，初期の能力開発にはとても有用です．専門職のキャリアの初期段階では，多くの人は職務に必要なスキルや知識の習得には熱心ですが，組織運営にお

ける自分が取るべき行動をイメージできていません．そのような人に，**組織人として最低限の望ましい行動や態度**をコンピテンシーとして具体的に示すことは，組織風土や組織文化を創っていく上でも大切な役割を果たしてくれるのです．

医療専門職における大切なコンピテンシーは「コミュニケーション能力」

一般的に，医療専門職に必要とされているコンピテンシーはどのようなものでしょう．これまでの研究において，医療専門職を含む支援・人的サービス職のコンピテンシーとしては，専門性を追求することを基本前提として，それ以上に**コミュニケーション能力**が必要であるとされています（**表1**）．

現在の医療では，患者中心の医療の提供が求められています．理解を促すための**信頼関係の構築，相手に合ったプレゼンテーションやコミュニケーション方法の選択**など，相手ごとにコミュニケーション戦略を変更し，いかに患者に良いインパクトを及ぼすかが診療自体の成否にも深く関係してくるのです．

カナダで提唱されている医療のエキスパートにおけるコア・コンピテンシーのフレームワークを紹介しましょう（**図3**）．プロフェッショナル（高い倫理性を持った健康の専門家）や学者としての能力とともに，医療者と患者の関係を上手に進められるコミュニケーター，医療チームの一員として効果的に仕事ができる協力者，そしてリーダーなど，コミュニケーション能力の必要性が掲げられています．

今のところ，日本においてリハビリテーション専門職種向けのコンピテンシーはまとめられていません．医療・介護専門職において，その専門性を高めるための取り組みは比較的受け入れやすいでしょう．しかし，医療を志す人の中には，キャリアのある程度以降の段階においても，自分が所属している組織や社会的基盤にあまり興味を持たない人が多いことも事実です．今後は，卒前教育も含め，コミュニケーション能力の開発がより重要性を増すものと考えています．

表1. 医療専門職に重要なコンピテンシー

コンピテンシー	ウェイト	具体的な行動
インパクトと影響力	XXX	信頼を築く 相手に合ったプレゼンテーションを行う
人の育成	XXX	個々のニーズに対して柔軟に対応する
対人理解関係	XX	他人の問題を聞くことに時間を割く 他人のムード，感情，ふるまいに敏感に対応する 長期的な成り行きを洞察する
自己確信	X	自分の能力と判断を信頼する 問題や失敗に責任をとる 上司に対し質問し提案する
セルフコントロール	X	仕事の妨げにならないよう感情を抑える
個人的効果性 コンピテンス	X	正確に自己を評価する 失敗から学ぶ
専門的能力	X	プロフェッショナルな知識を培い駆使する
カスタマーサービス指向	X	基本的ニーズを発見し，それに応える
チームワークと協調	X	他人にインプットを求め，信用を与え，協力する
分析的思考	X	原因と結果の関連，推測を行う 複雑な問題を論理的に分解する

〔ライル・M.スペンサーほか（著），梅津祐良ほか（訳）：コンピテンシー・マネジメントの展開―導入・構築・活用―〔完訳版〕，生産性出版，2011／八木麻衣子：医療従事者における人材育成とコンピテンシーモデル―コミュニケーション開発の重要性―. 医療と企業経営，亀川雅人（編著），学文社，東京，p169-184，2007より作成〕

コンピテンシーはいろいろな場面に応用が可能である

　医療・介護の現場において，コンピテンシーを活用し，具体的な行動として評価することは，抽象的になりがちな到達目標と評価基準を明確にできます．さらに，指導者と指導される側の自己評価をすり合わせることで，指導の問題点や本人の自覚の問題点を明らかにできるなどの利点もあります．医療技術をはじめ，医療者として必要な基本姿勢・態度の習得やその達成度が，評価を受ける当事者にとっても理解しやすいため，とくにキャ

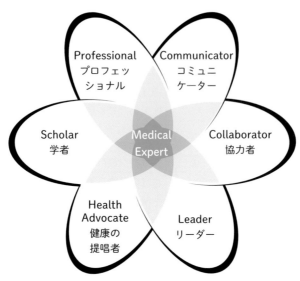

図3. CanMEDS フレームワーク

［The Royal College of Physicians and Surgeons of Canada ホームページ：CanMEDS Framework <http://www.royalcollege.ca/rcsite/canmeds/canmeds-framework-e>（2019年8月閲覧）より作成］

リアの初期の段階において有用です．また，医療安全の領域におけるリスクマネジメント能力の開発や，はたまた管理職たる視点を持ちうるかどうかなど，いろいろな場面への応用も可能でしょう．

雛形さんが感じた吉田主任の行動特性を分析してみると，リハビリテーション部門でのより具体的なコンピテンシーのその一端を垣間見られるかもしれませんね．

STEP UP のための　経営学的キーワード

コンピテンシーモデル，行動特性，コミュニケーション

2. 1つのチームを任されたら

⑥上司に動いてもらうためには

フォロワーシップを発揮して
上司や組織を動かそう

上司と部下の微妙な関係

　主任に昇格した近藤さん．今日は久しぶりに，他の病院に就職した大学時代の同期たちと食事会です．場が盛り上がってくると，それぞれの病院での愚痴が出てきました……（図1）．

「上から新しくこんなことやれって言われてさあ．だけど，現場のスタッフはもういっぱいいっぱいで余裕なんかないんだよ．それでも，具体的な指示もくれないのに，何とかしろって言うだけで……．こっちもそれ以上のことは言えないし……」

「現場は明らかに人が足りてなくて……．人を増やしてほしいって，上司に人事とか院長にかけ合ってほしいけど，『これでやるしかないんだ』って，まったく取り合ってくれないの……」

「研究とかも含めて，教育システムを変える話をして報告もしてたのに，この間いきなり『そんなの聞いてない』って言われて話が頓挫した．はあ？って感じでしょ?!」

　……みんな大変だな，と思った近藤さん．リーダーシップの重要性はさんざん言われていますが，部下としてうまく上司に動いてもらうことのできる手段はないのでしょうか？

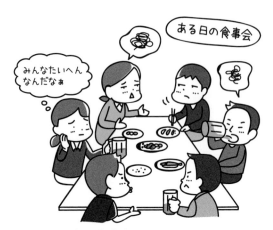

図1. ある夜の食事会にて

フォロワーシップを意識せよ

　組織には職務上のリーダーがいて，それに従う**フォロワー**が必ず存在します．これまで，組織の成果の多くはリーダーによって決まると考えられてきましたが，その認識は変化しつつあります．フォロワーはリーダーの影響や行動に対して受動的に行動し，言われる通りに動く人たちである，と考えられてきたため，その存在についてはあまり注目されてきませんでした．リーダーがフォロワーに何らかの報酬を与え，その見返りに指示に従うという考え方が主流だったのです．

　一方，最近では，リーダーシップを発揮するときのフォロワーの役割が注目されています．リーダーのフォロワーに対する影響力は低く，その関係性も相互依存的であるとの認識のもと，**フォロワーがリーダーに及ぼす影響が注目されている**のです．

　フォロワーの役割としては，リーダーに率先してついていくことだけでなく，**必要に応じてリーダーに対して意見を述べることも大切**です．リーダーは，職場のすみずみまで熟知しているわけではありません．問題を認識しているのにリーダーに知らせることなく，事なかれ主義でやり過ごしていると，後で大きな事故を起こす原因になるかもしれません．

　仕事を分担している以上，各メンバーそれぞれが直面している問題がありますが，これをきちんと把握できるのは現場で実際に仕事をしている

130

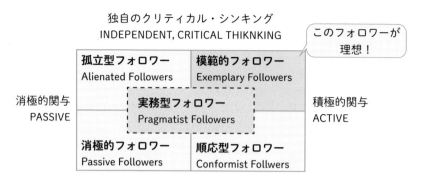

図2. フォロワーの類型

〔Kelley RE：The Power of Followership：how to create leaders people want to follow, and followers who lead themselves, Currency Doubleday, New York, p97, 1992 より作成〕

フォロワーです．直面した問題をリーダーの判断を仰ぐことなく適切に処理するには，フォロワー自身も一定の意思決定能力を身につける必要があります．そのときに，リーダーとフォロワーが目的を共有していれば，速やかに対応しなければならない事態に対しても，リーダーの指示に従うまでもなく適切な対応ができるはずです．

　リーダーと価値観を共有することで，リーダーの指示に効果的に従い，組織の成果を最大化するようにリーダーをサポートする能力が問われるのです．

フォロワーシップのスタイルもいろいろあることを理解しよう

　リーダーシップと同じく，フォロワーシップにもいくつかのスタイルがあります．Kelley は，積極的に関与を行っているか，独自のクリティカル・シンキングが可能かという2つの特性から，5つのフォロワーシップのスタイルを提唱しています（図2）[1]．

　最も理想的なフォロワーシップのスタイルとされているのは，積極的に関与し（active engagement），独自性のあるクリティカル・シンキング（independent, critical thinking）が可能な模範的フォロワーです．

Ⅲ　リハビリテーション部門のマネジメントを考えよう

表1. フォロワーシップスタイル

模範的フォロワー	エネルギッシュで前向き リーダーの考えを鵜呑みにするのではなく，自らの考えも持つ リーダーと同じ意見であれば徹底的にサポートする 意見が異なってもリーダーと組織のために建設的な努力をする
順応型フォロワー	リーダーの側に立ち，積極的に与えられた仕事は前向きに行う リーダーの考えや判断に頼る イエスマン
孤立型フォロワー	自分の考え方を持っているが基本的にネガティブ 現状に懐疑的で否定的だが，代替案は出さない
消極的フォロワー	受身的でコミットメントが低く，リーダーの指示や命令が必要
実務型フォロワー	風向きを気にして，そつなくふるまう リーダーの決定に疑問を持っても批判せず，冒険しない

このスタイルのフォロワーは，リーダーの考えを無条件に受け入れるのではなく，自らもしっかりした考え方を持った上で，リーダーと同意見であれば徹底的にサポートを行い，意見が異なってもリーダーと組織のために建設的な努力をすることができる人です．

　しかし，**順応型，孤立型，消極的，実務型**（表1）など，他のタイプのフォロワーがいることで組織のバランスが取れることも多いため，その組み合わせについては正解がありません．皆さん自身，フォロワーとしてどのスタイルを採用しているか，また模範的フォロワーとして行動するにはどうすれば良いかを考えてみると良いでしょう．

ミドルマネジャーはリーダーでもありフォロワーでもある

　何人かのスタッフを任されたミドルマネジャーの皆さんは，そのチームでは明らかにリーダーですが，リハビリテーション部門全体の組織図を考えた場合には，必ず上司がいると思います．そうです，ミドルマネジャーはリーダーでもありフォロワーでもあるのです．

これは，リハビリテーション部門のトップに就いたとしても変わりません．視点をもっと大きな組織全体に移すと，その上には院長，施設長など，組織全体のリーダーが存在するはずです．その場合，リハビリテーション部門のトップは，組織全体のビジョンやミッションを達成するためのフォロワーにほかなりません．組織でのキャリアのある一定の段階から，**多くの人はリーダーとフォロワーのいずれの役割も担っている**のです．

アクティブなフォロワーとして，ボスマネジメントを極めよう！

フォロワー（部下）の立場でも，リーダー（上司，ボス）をコントロールしつつ協働し，仕事が円滑に進むように環境を作り上げることは十分に可能です．**ボスマネジメント**を成功させるための前提条件としては，まず上司の立場を理解することです．その上で，リーダーの性格や用いるリーダーシップの傾向を把握し，彼ら・彼女らが好む仕事のやり方や，フォロワーに期待されていることを知ることが重要です．また，変えたい現状があるのであれば，問題点だけを言いっぱなしにせず，**改善策や代案をあわせて提示**しましょう．そして，いちどそれを却下されたとしても（まあ，最初はたいてい却下されますよ），本当に必要だと考えるのであれば，折を見て再び提案を行うなど粘り腰の姿勢も必要です．

逆に，これを**リーダーの立場として考えると，フォロワーに対して期待していることをしっかりと伝えること**が鍵となり，日常的な信頼関係やコミュニケーションが大切になることを，十分に認識しなければなりません．

なかなか理解が得られない頑固な上司でも，幾度となく腹を割って話してみたら，何か違う突破口が見えてくるかもしれませんね．

STEP UP
のための　経営学的キーワード

フォロワーシップ，ボスマネジメント

文　献

1) Kelley RE：The Power of Followership：how to create leaders people want to follow, and followers who lead themselves, Currency Doubleday, New York, 1992

人は誰でもリーダーでありフォロワーです

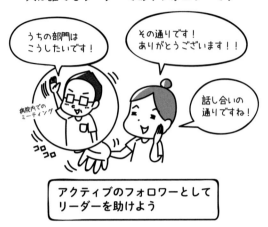

うちの部門は
こうしたいです！

その通りです！
ありがとうございます！！

病院内での
ミーティング

話し合いの
通りですね！

アクティブのフォロワーとして
リーダーを助けよう

・人は誰でもリーダーであり，フォロワーでもある
・盲目的にリーダーに従うことなく，ともに未来を見るべし
・フォロワーシップを極め，組織に貢献すべし

　中間管理職であるマネジャーには，上司も部下もいます．上司にとってはフォロワー，部下にとってはリーダーであり，結局，組織に属している人の多くは，リーダーとフォロワーのいずれの役割も担っているのです．

　これまでは，リーダーの能力やリーダーシップと組織のパフォーマンスの関係が多く言及されてきました．リーダーががんばれば，組織はどうにかなると考えられてきたのです．しかし，最近ではフォロワーがいかにリーダーをサポートして良い成果を上げることができるか，という「フォロワーシップ」の重要性が注目され始めています．組織を変えるのは，なにもリーダーだけの仕事ではありません．

　まずは，上司の立場や考えを理解し，組織が置かれている立場について意見を共有しましょう．そして，上司の言うことに盲目的に従うことなく，効果的に意見を述べるフォロワーシップを身につけていくことが大切です．動かない上司を"動いてくれる上司"に変えてあげられるのは，フォロワーだけなのです．

3. 複数のチームを任されたら

①チームごとの状況を把握したいと思ったら

> 多くを見渡す広い視野で
> チームごとの支援に当たろう

チームごとでかなり違う雰囲気や状況

　呉田くんは今年,臨床15年目を迎えました.ここ数年で急に人員が増え,気がついたら多くの部下を抱えている立場です.3つのリハビリテーションチームをマネジメントしているリアル・ミドルマネジャーである彼は,最近,これらのチームごとに「色」や「雰囲気」があるように感じていました(**図1**).

　A病棟はいつもみんなニコニコして,楽しそうだよな.B病棟は,みんなテキパキ,キビキビしている印象だな.C病棟……,うーん,なんだかみんな楽しそうじゃないぞ…….むしろ険悪?? 何かあったのかな? そういえば,C病棟の主任の坂戸さんは,報告下手なところもあるからなあ…….

　少しの間,C病棟のスタッフの様子を注意深く観察してみようと思った呉田くん.各チームがうまく回るにはどうしたら良いのか,そしてタイムリーな情報を集めるためにはどうしたら良いか,思案する毎日が続きます.

リアル・ミドルマネジャーは組織の要である

　すべての組織はそれぞれ違う構造を持ち,そしてメンバーの態度や行動に影響を及ぼします.トップとともに組織全体の舵取りをサポートする**リ**

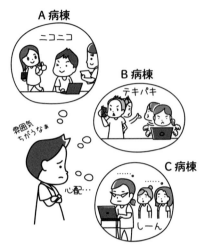

図1. 病棟ごとに違う雰囲気

アル・ミドルマネジャーは，組織構造の基本を押さえ，また組織をデザインすることで業務が円滑になるように支援しなくてはなりません．

　組織デザインとは，組織内の意思決定者，情報を収集する人や伝達方法，メンバーを動機づける役割や方法などを明確にすることです．その目的は個人の能力を結集し**組織として大きな成果を得る**ことにあります．

　組織デザインの極端な例として，**機能的構造と有機的構造**を比べてみましょう（図2）．**機能的構造**は，いわゆる縦割りの組織であり，**階層的で**仕事の内容は固定的になります．意思決定は上位者が行い，下位のメンバー意思決定は限定的です．一方の**有機的構造は平らな構造**であり，上下関係を超えた**機能横断型チーム**でのアプローチが主流となります．また，意思決定にも多くの者が参加し，それぞれが責任を持つことになります．実際に組織をデザインする場合，**組織の年齢，規模や環境，職務の内容，そしてスタッフの成熟度**など，いろいろな要素を考慮して組織構造を考えていくことが重要です．

　一般的に，医療や介護の臨床の現場では，スタッフ一人ひとりが日々の診療に責任を持ち，そのつど意思決定を行います．そのため，基本的には有機的な構造が望ましく，現場での意思決定はチームレベルでのマネジャーに**権限の委譲（エンパワーメント）**をする場面が増える傾向にあり

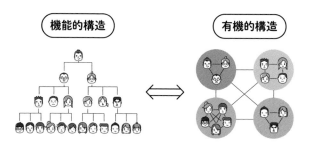

機能的構造　　　　　　　　有機的構造

■高次の水平分業　　　　　　■低次の水平分業
■堅固な階層的関係　　　　　■共同作業
■固定的な任務　　　　　　　■適合型な任務
■高次な公式化　　　　　　　■低次な公式化
■公式化されたコミュニケーション　　■非公式的なコミュニケーション
■中央集権的な意思決定　　　■分権的な意思決定

図2. 基本的な組織構造

表1. エンパワーメントの範囲の考え方

▶Why（何のために）：組織の成長とメンバーの育成のために
▶When（いつまでに）：メンバーの成長度合いに応じて
▶Who（誰が）：自分が権限委譲したメンバー（ミドルマネジャー）が
▶What（何を）：現場で必要とされることを
▶Where（どこに対して）：メンバーが必要と考える顧客などに対して
▶How（どのような方法で）：メンバーが考えた情報で
▶How much（どの程度）：メンバーに認めた決裁権の範囲内で

最近は現場のマネジャーに意思決定権を委譲（エンパワーメント）する場合が多い.

ます（**表1**）.

　一方，医療安全の面などを考慮すると，何か問題があった際の**指揮命令系統**（「問題があったときに，誰のところに持ち込めば良いのか」「私は誰に対して責任を負っているのか」）はしっかりしておかなければなりません．理想の1つとして，組織が成熟するとともに**機能的構造と有機的構造のハイブリッド型**の組織を目指していくと良いのではないでしょうか（**図3**）.

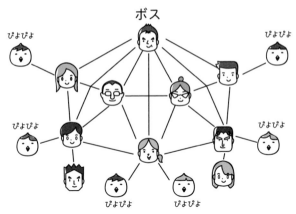

図 3. 専門性が高い人たちの有機的な組織

　いずれの組織構造を採用するとしても，リアル・ミドルマネジャーは組織の要です．現場のチームで何か問題があったときに，その情報を吸い上げて集約すべきポジションなのです．

口コミはスタッフの不満をあぶり出す重要なフィルターだ！

　組織の中でのコミュニケーションは，組織構造に沿った公式のネットワークのほか，口コミ（いわゆるうわさや評判）に代表される非公式のネットワークが存在します（図4）．この口コミは，マネジメントによって管理することはできませんが，メンバーの大半は口コミが経営陣による公式の発表よりも信憑性が高いと認識しており，「あの病棟の○○さんと○○さんは実は仲が悪い」など建前ではなかなか出てこない情報も多くあります．しかし，主に集団メンバーの自己利益のために活用されることも多いため，その真偽をしっかりと見極める必要があるでしょう．

　職場でのうわさは，メンバーの中で自分たちにとってとても重要にも関わらず，不安定性が高い事柄や状況に関して流れる傾向があります．その信憑性は決して低くはなく，口コミの**75%は正確な情報**であるとされています．そのため，口コミを分析することで，スタッフが気にしている問題の選別や，いろいろな対応をした後のフィードバック機能として活用できるかもしれません．

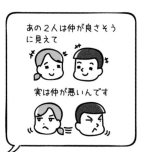

あの2人は仲が良さそうに見えて

実は仲が悪いんです

口コミは案外
本当のことが多い

ふむふむ

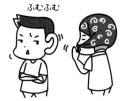

旦那，耳寄りな情報が…

情報収集がうまい
人を活用しよう

図4．口コミは案外あたっている

俯瞰的な視点で，各チームのレベルを向上できるよう
サポートしよう

　組織の要であるこのポジションでは，いくつかのチームを俯瞰的に観察することができます．また，各チームの現状や特徴，そして業務の流れ具合などを把握し，問題があればそれに対処していく姿勢が問われます．

　最も重要視すべきは，各チームが提供している医療の質を評価し，各チームにフィードバックしていくことです．その際には，マネジャーによる主観的な評価だけではなく，客観的な指標を併用することが重要です．ときにはチームのリーダーと協働し，またチーム間での建設的な競争を促すなどして，**組織全体の臨床指標が向上していくようにサポート**していくことが，このポジションの醍醐味かもしれませんね．

STEP UP
のための　経営学的キーワード

組織構造，組織デザイン，エンパワーメント

3. 複数のチームを任されたら

②チームのパフォーマンスとしての医療の質

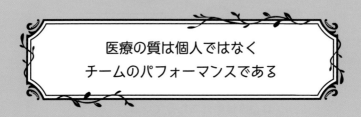

医療の質は個人ではなく
チームのパフォーマンスである

良い医療とはなんだろう？

　現在，呉田くんの病院では臨床指標の公開事業に向けての準備が進んでおり，リハビリテーション部門の代表として，彼がそのプロジェクトチームに参加しています．ある日のミーティングで，チームの委員長でもある院長から，「リハビリテーション部門のパフォーマンス評価にふさわしい臨床指標の候補を5つ用意せよ」との宿題をもらいました．

　臨床指標ってことは，僕たちが提供している医療の質を反映する指標ってことだよな．だとしたら，「良いリハビリテーション」「質の高いリハビリテーション」ってどういうことだろう．そもそも，医療の質ってどんな要素で決まるのだろうか……．またまた，真剣に考える日々を送ることになった呉田くんでした（**図1**）．

医療の質を判断するには多面的な評価が必要

　医療の質は，いったい何で決まるのでしょうか．医療の質の要素を最も単純化すると，医学や健康科学の技術を個人の健康問題の対策に応用する**医療技術的な部分**と，それに伴って生じる，顧客である患者と医療者との間の社会的・心理的交流を意味する**対人関係的な部分**に分けることができます．

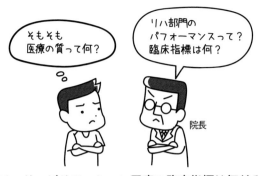

図1. リハビリテーション医療の臨床指標は何だろう

　技術的な部分の質の程度は，その技術によって達成が期待される，最も望ましいバランスの健康への利益と不確実性の度合いとして，また対人関係的な質は，社会的価値，規範，個々の患者の期待・願望が満たされる度合い，としてそれぞれ測られます．よって，医療の質の総合的な概念は，**すべての医療の過程から，期待される利益と損失の予測を考慮した上で，患者の全体的な福利を最大化すること**と考えることができます．

　ここでは，医療の質の古典的な概念であるドナベディアン（Donabedian）の考え方を紹介しましょう．彼は，医療の質を評価するための切り口として，**構造（structure），過程（process），結果（outcome）**の3つの側面を挙げています．**構造**は，医療提供者が働く施設の設備，道具，人的資源などのインフラストラクチャーであり，良い構造（**資源が十分であり，システム設計が適切**）であることが，医療の質を守り推進する最も重要な手段としています．**過程**は，医療が規範的な行動として提供された度合いであり，診療行為のガイドライン遵守率から，医療提供者と患者の関わり方などまでを含みます．**結果**は，先行する構造や過程のすべてを反映したものであり，医療によって患者・家族にもたらされた**健康状態の変化**（生存率/死亡率，再入院率，合併症発生率，健康関連 QOL など）や**満足度**となります．

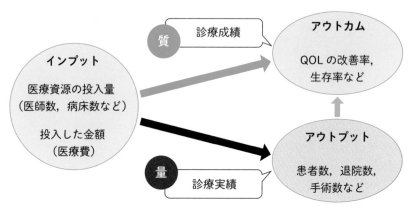

図2. 医療における「質」と「量」

[経済協力開発機構（OECD）：Health care systems：efficiency and policy settings, 2010 <https://www.oecd.org/eco/healthcaresystemsefficiencyandpolicysettings.htm> （2019年8月閲覧）より作成]

重視すべきは診療実績（アウトプット）よりも 診療成績（アウトカム）である

多面的な医療の質の概念ですが，臨床現場でその評価を行う際に重視すべきは，やはり結果であると言えるでしょう．ただし，ここでは医療における「質」と「量」の違いを意識しなければいけません（**図2**）．

医療を提供するため「ヒト」や「モノ」などの医療資源を投入すると，**診療成績（outcomes，アウトカム）と診療実績（outputs，アウトプット）**という2つの結果が得られることになります．診療実績は，患者数，手術数，診療回数などの「量」を表します．一方，診療実績は生存率，QOL改善率などの「質」を表す指標です．

アウトプットである診療実績が増えることで現場のオペレーションは洗練されるため，アウトカムである診療成績が改善することは十分に考えられます．しかし，疾患や重症度など患者背景を調整せずに，単純に数だけの理論で話を進めてしまうのは，適切なアウトカムを選択したことにはなりません．ドナベディアンモデルにおける結果（アウトカム）は，ここでいう診療成績のことを指していると考えるべきでしょう．医療資源の投入量に対して，どの程度の質を担保できているかを良く表す「質」の指標を

表1. 臨床指標の要件

▶計測可能（measurable）
▶データ収集，入力が容易
▶継時的なモニタリングか可能
▶医療の質として評価する妥当性が高い
▶ベンチマーク指標を示すことができる（平均値や中央値など）
▶ベストプラクティス（best practice，良い成績）を示すことができる
▶患者の重症度を補正すれば，施設間で比較ができる

各医療施設の医療サービス改善への努力を促すためのフィードバックおよびその後の対策が重要.

用いることが重要です.

アウトカムや臨床指標は診療サイクルを意識して決めよう

　呉田くんの病院のように，最近は自分たちが提供している医療の質を，臨床指標，クリニカルインディケーター（clinical indicator：CI）やQI（quality indicator）として自発的に開示する施設も増えてきています.

　臨床指標は，病院の機能や診療の状態などを，いろいろな指標を用いて具体的な数値として示したものです．指標を分析し，改善すべきところを見つけて医療の質の向上を図るとともに，患者にとって分かりやすい医療情報を提供することを目的としています.

　臨床指標には表1のような要件が必要ですが，リハビリテーション医療におけるアウトカムとしてふさわしい指標ははたしてどのようなものでしょう．それには，診療サイクルを意識し，各施設の地域での役割を踏まえて選択する必要があります（図3）．例えば，脳卒中という病態を考えたとき，発症前の地域では，予防事業参加率，脳卒中発症率，身体機能維持率などの予防介護関連の指標を用いることができます．また，急性期病院では早期リハ介入率，在宅復帰率，歩行獲得率などの指標，回復期病院ではFIM効率・BI（Barthel Index）効率や質調整生存年（quality-adjusted life year：QALY）などの費用対効果の指標，そして生活期においては再発予防率や健康関連QOLの指標が重要となってくるでしょう.

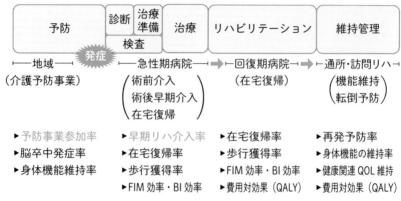

図3. 役割にあった臨床指標の選択（脳卒中の例）
▶の青字はプロセス評価，黒字はアウトカム評価．

　このように，1つの病態に対して，その全体的なアウトカムは地域全体でつながっています．常日頃から，このようなアウトカムのつながりに意識を向けることで，自分たちの病院や施設の地域での立ち位置を確認することが大切ですね．呉田くんは，「良いリハビリテーション」「質の高いリハビリテーション」から問題を考えました．しかし，それはリハビリテーションを受けている人の気持ちになり，苦痛に感じていることや我慢していること，改善してほしい点など，診療サイクルの中で足りていない点や欠点を見つける作業でもあるのです．

STEP UP
のための　経営学的キーワード
> 医療の質（ストラクチャー，プロセス，アウトカム），
> 臨床指標

3. 複数のチームを任されたら

③チームのパフォーマンス向上の鍵

組織における
知識のジャイアニズムのススメ

1人の人間の記憶や知識は，はかないものである

　雛形さんは途方に暮れていました．担当している脳梗塞の患者さんが心不全を併発したため，主治医から「心機能のリスク管理を行いながら，リハを行うように」という指示が出たのです．重症な心不全であれば循環器病棟への転棟が検討されますが，今回はそこまでではなく，リスクを管理しながらのリハビリテーションも継続可能という判断でした．
「心不全の併発か．具体的に何に注意したら良いのかな……」
　不安に感じていた雛形さんは，思い切って吉田主任に相談してみました（図1）．

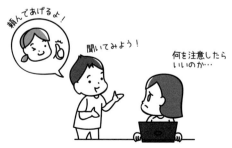

図1. 分からなければきちんと相談しよう

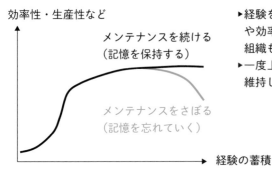

効率性・生産性など

メンテナンスを続ける
（記憶を保持する）

メンテナンスをさぼる
（記憶を忘れていく）

経験の蓄積

▶経験を積むことによって生産性や効率性が改善するのは個人も組織も同じ

▶一度上がった能力をどのように維持していくかも重要

図 2. 組織における学習効果のラーニングカーブ

「ああ，それならせっかくの機会だし，心リハ指導士の資格を持っているスタッフに相談してみようか．僕からも頼んであげるよ」

　取り急ぎ，患者さんのこれまでの経過をまとめ始めた雛形さんでした．

情報共有よりも強力な「トランザクティブ・メモリー」を理解しよう

　私たち人間は，同じ作業を繰り返すことでその経験や記憶から学習し，効率性や生産性を改善することができます．同様のことは組織にも当てはまります．経験や記憶の蓄積による学習効果を表すラーニングカーブはあらゆる産業の企業や病院においても認められています（**図 2**）．

　「**組織の記憶力**」を考えた場合，メンバーのみんなが同じことを覚え，同じことを習得するのはとても効率が悪くなります．そのため，組織の中でそれぞれ得意な分野に特化するわけですが，医療や介護施設ではその傾向が職務的にも制度的にも強くなります．個人がスペシャリストとして深い知識や経験を持つことは，組織にとっても強みであることに間違いありません．

　一方，それ以上に大切なことは，**個人にひもづいた専門知識を，組織として必要なときにすぐに引き出せる**ことです．専門知識や貴重な経験をいくら蓄えたとしても，肝心なときに引き出せなくては意味がありません．ここで重要なのが**トランザクティブ・メモリー**という概念です．トランザクティブ・メモリーとは，組織の記憶力に大切なのは，組織全体が何を覚

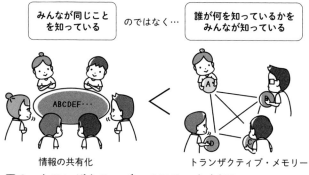

図3. トランザクティブ・メモリーを大切に

えているかではなく，**組織の各メンバーが他のメンバーの「誰が何を知っているのか（Who knows what）」を知っておくこと**ということです．組織の中で，「他の誰が何を知っているのか」が分かっていれば，自分の専門分野以外の情報にもすぐにアクセスすることが可能になるのです．

　トランザクティブ・メモリーがグループのパフォーマンスにプラスの影響をもたらすためには，**各個人が専門性を深めている**こと，そして**他のメンバーが何を知っているかを正しく把握している**ことなどが重要とされています（図3）．お互いの得意分野を知るためには，日頃からの**ダイレクトなコミュニケーション**が大切でしょう．吉田くんのように，情報を必要としている人と，情報を持っている人をマッチングすることも重要ですが，枠にはまらず，**スタッフ同士が自然に交流できる環境**を作ることも，マネジャーの仕事となるのです．みなが気軽に話すことができるコーヒーブレイクやおやつタイム，ときには飲みニケーションも有効です．

ナレッジ・マネジメントで
「知識のジャイアニズム文化」を作ろう

　漫画『ドラえもん』に登場するいじめっ子，ジャイアン．彼が言い放ったセリフが「おれのものはおれのもの，おまえのものもおれのもの」です．しかし，この中の「もの」を「知識」に置き換えると，「私の知識は私の知識，あなたの知識も私の知識」となり，ちょっと趣が違ってくると思いませんか？

C. シチュエーション別リハ部門マネジメント

表1. ナレッジ・マネジメント

> ▶組織にとって重要な知識を見極めよ！
> ▶簡単に情報へアクセスできるようにせよ！
> ▶情報をスタッフと共有する機会を設定せよ！
> ▶知識を共有してくれたスタッフへのインセンティブを考えよう！

　ナレッジ・マネジメントは，組織が集団として蓄えた**知識（ナレッジ，knowledge）** を体系化し，的確な情報が必要なときに必要な人に提供されるよう管理することです．今や，組織としての知識や経験は知的な資産であり財産です．この知的な財産を集団として迅速かつ効率的に活用できることは，組織にとって大きな利点となります．近年，GAFA（グーグル，アップル，フェイスブック，アマゾン）と呼ばれるIT（情報技術）の巨人も，情報の蓄積とその利用によって企業の価値を高めているのです．

　ナレッジ・マネジメントを進めるためには，**まずマネジャーが組織にとって重要な知識を見極めなければなりません**（表1）．その上で，スタッフが簡単にアクセスできる，適切な情報を集めたデータベースを作ることが必要でしょう．例えば，部門の業績集などがこれに当てはまります．また，スタッフが身につけた知識や技術を，他のスタッフと共有できる仕組みを作ることも大切です．勉強会や伝達講習会などがこれに当たります．

　知識の共有に価値を見出し，本来は隠したかったかもしれない貴重な知識，技術，そして経験を提供した人へ，何らかのインセンティブを与えることも重要です．金銭的な援助を含めて優先的に勉強会や学会への参加を認めるなどの公式なものから，日頃のコミュニケーションの中でのちょっとした賞賛など非公式なものまで，組織の知識の蓄積と活用に貢献した人の価値を認め，「**情報共有を当たり前に行う文化**」を創造していくことが重要なのです．

　いずれにしろ大切なのは，マネジャーが知識の交換とその活用を積極的に支援することです．さあ，あなたの職場でも知識のジャイアニズム文化を推進していきましょう！

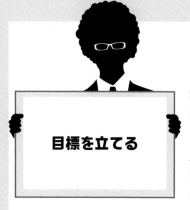

目標を立てる

皆さんは仕事の年間目標を立てていますか？年末年始や年度初め，誕生日に目標を立てている方も多いかと思います．

一般企業では，個人で立てた目標の達成度を，人事評価として用いている会社があるようです．医療業界でも人事評価を行っているところが多いと思いますが，個人の目標を上司と共有している病院・施設はどのくらいあるでしょうか？ 医療専門職は技術職の一面もあり，自分の臨床を見直し，目標を立て，スキルアップを図ることも多いでしょう．では，組織の一員としての目標は立てていますか？

西尾 太の著作『人事の超プロが明かす評価基準』では，「会社が社員に求めるものを明確にすることが重要」とし，「人事評価によって，会社が求めていることと社員の現状の乖離(かいり)を確認し，その乖離を教育制度で埋めて，『人を育てる仕組み』にする」と記されています．

私たち医療専門職も，組織の一員としてどのような役割を担ったら良いか考え，上司と話し合う機会を持ってはいかがでしょうか．職場に対し新たな視野が広がり，組織全体が育つきっかけになるかもしれません．

西尾 太：人事の超プロが明かす評価基準，三笠書房，東京，2015

Ⅲ　リハビリテーション部門のマネジメントを考えよう

3. 複数のチームを任されたら

④医療の質管理は医療安全の徹底でもある

医療の質管理と安全管理は表裏一体

効率か安全か？　重視されない安全対策

　PTの呉田くんは，最近リハビリテーション部内の医療安全管理も任されたため，さらに忙しい日々を送っています．ここ最近，部内で点滴ルート類の接続が外れるインシデントが後を絶ちません．動作を開始する前にルート位置の確認を怠り，車いすやベッドに引っかけてしまうことが多いようです．

　「指差呼称でルートをたどり，確認してから動作を行おう」と周知していますが，スタッフからは「忙しくて……」「他のスタッフもやっていないし……」「そもそも指差呼称での確認の効果は？」といった声が聞かれます．臨床現場で働くスタッフにとっては効率性が優先されがちですが，どのようにして安全への意識を高め，行動につなげることができるのか，またまた悩まない日はありません．

事故が起こらない環境を作るのは，
医療の質を担保することと同じです

　安全対策を進めていく上で，まずは医療の質についてドナベディアン（☞p141）とは別の視点から考えてみましょう．医療の質として，米国医学研究所（IOM）は，患者の安全性，患者中心志向，有効性，効率性，適時

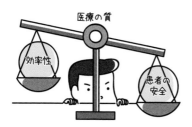

医療の質

効率性

患者の安全

図1. 患者の安全性は効率性より大切です

性，公平性の6つの要素を挙げています．患者の安全性は最初に挙げられており，効率性より優先される項目であると考えられます（図1）．皆さんも臨床場面において，効率性を優先したときに限ってインシデントが発生した経験はありませんか？**医療の質を担保するためにも，日頃の臨床においても安全性を重視することが大切**なのです．

医療事故が起こったら？

　医療事故は，不可抗力で起きてしまったものと，過失による**医療過誤（エラー）**に分けることができます．安全管理が守られず起きたエラーで生じる患者への不利益は，ときとして測りしれません．重大なエラーが生じると，患者や家族への対応もさることながら，事故調査委員会の設置，関係行政機関への報告，報道機関への対応，医療事故当事者への配慮など，多くの職員を巻き込んでの対応に追われることになります．

　エラーへの対応は，事後コストの大きなものとなります．医療安全のコストは，予防と事後のコストに分けることができます（図2）．予防のコストは，事故が起こらないように，モノや支援・教育システムを整備し，それを点検していくコストが主になります．一方，医療事故が起こった後の事後コストについては，これまでは治療費，入院費，人件費など，事故により本来は不必要であった医療サービスにかかったコストと考えられていました．しかしこれからは，社会的インパクトに対するコスト，つまり医療に対する社会の信頼失墜や，家族の受ける経済的・精神的被害や生産性の低下なども含めて考えていく必要があります．

　社会的インパクトによる損失コストを分析することはとても難しいですが，最近の情報化社会［SNS（social networking service）の使われ方など］を考えた場合，その大きさは決して小さいものではないと考えた方が無難

予防のコスト	事後のコスト	
▶ヒト・モノの投入に かかるコスト ▶潜在的リスクに備え るコスト ▶ガバナンス（組織内 統治）達成に必要な コスト ▶医学的リスクに対す るコスト	▶本来なら不必要な 医療サービス 積算 ↑ 人件費 薬剤費 入院費 今までの事後コスト → これからの事後コストの考え方 →	▶社会的インパクト に対するコスト ・医療に対する社会 の信頼失墜 ・家族の受ける被害

図2．エラーによるコストのポイント

です．医療事故の代償はとても高くつくことを意識しなければいけません．

どのような組織が医療事故を起こしやすいのか？

医療事故が起こりやすい組織とは，どのような特徴があるのでしょうか？物事を決めることを他人にゆだねる風土の組織ほど，個人の違反が多い傾向があると言われており，このような組織を**属人的組織**と言います．例えば，「部署の管理者の鶴の一声で何事も決まる」「あの人の言うことだからその通りやろう」「彼の仕事だから任せておこう」といった雰囲気の組織です．

それでは，なぜ組織には属人化が生じてしまうのでしょうか．個人の動機によるものや，職場の環境面などいくつかの理由が考えられますが，その基本は組織デザインの欠如であり，チームとしての役割分担が成されていないことに原因があります．

属人的な状況を改善するには，まず業務フローを**「視える化」**してみましょう（**図3**）．全体の業務を洗い出し，どの部分がブラックボックス化しているか確認するのです．次に，マニュアルを作成しましょう．業務フローが明確であれば，どの業務が標準化可能か可視化できます．まずは簡易的なマニュアルを作成し，マニュアルのブラッシュアップを通じ，少しずつ業務の標準化を行います．作成する際は，業務の責任を分担して進めると良いかもしれません．そのためにも，指示命令系統をはっきりさせる

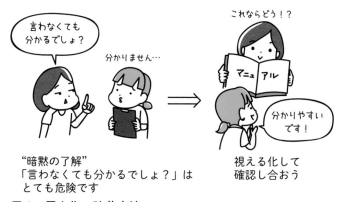

図3. 属人化の改善方法

"暗黙の了解"
「言わなくても分かるでしょ？」は
とても危険です

視える化して
確認し合おう

ことが有効です.

そして，その仕組みがしっかり動いているかを，PDCAサイクルや
OODAサイクルを回しながらチェックし（☞ p108），医療の質を維持・
改善する必要があります．仕組み作りはとても大切なため，それを可能と
する前提として，職場内でコミュニケーションができている環境が大切な
ことはお忘れなく.

医療安全管理で悩んでいるマネジャーの皆さん．安全管理の徹底こそ，
医療の質を担保するために必要不可欠だということがお分かりいただけま
したでしょうか.

STEP UP のための 経営学的キーワード

医療の質，医療安全，属人的組織，PDCA サイクル，
OODA サイクル

文 献

1）Wachter RW：医療事故を減らす技術，日経メディカル（編），日経 BP，東京，
2015

2）Med safe. Net 医療安全推進者ネットワークホームページ＜ http：//www.med-
safe.net/index.html ＞（2019 年 8 月閲覧）

3）岡本浩一ほか：属人思考の心理学―組織風土改善の社会技術―，新曜社，東京，
2006

3. 複数のチームを任されたら

⑤自律したスタッフを育成し，チームで成果を
　上げるには

学習する組織を作ろう

何かと差が出る組織の性格！？

　呉田くんはこの1か月，C病棟のリハビリテーションチームを注意深く見守ってきました．主任である坂戸さんはすごくまじめで，決まりごとはきちんと守りたいタイプのように感じます．また，チームスタッフに対しても，常日頃から事細かに指示を与えていました．

　チームをまとめるスタイルもそれぞれだな……．呉田くんの正直な感想です．なぜかというと，近藤さんが主任となったB病棟．彼女は細かいことはあまり気にしない，良い意味で大らかなタイプ．チームの運営も大まかなことだけ決めて，ある程度まで一人ひとりに任せている様子です．それに応えるように，B病棟のメンバーはもともと楽しそうな雰囲気だったA病棟と同じように自分から動き，考え，そして判断しているように感じられました．

　実はこの2つの病棟，チームのパフォーマンスの指標である在院日数やBI効率に，徐々に差が見られつつあったのです（図1）．この差はどこから生まれているのか．そして，医療・介護分野のチームとしてはどのようなことを追求すべきか．思案する呉田くんです．

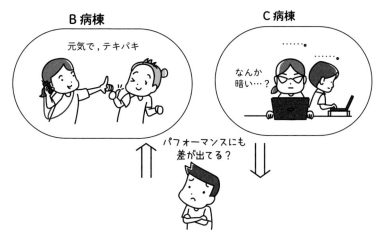

図1. チームの雰囲気とパフォーマンス

組織にも性格があるのです

　私たちには，みんなそれぞれ性格があります．基本的な性格としては，**外向性，人当たりの良さ，誠実さ，安定した感情，経験に開放的**の強弱で表される「**ビッグファイブ**」という5つの要素が有名です．

　同じように，「**組織文化**」や「**組織風土**」といった言葉に代表されるように，組織にも性格があるのです．医療安全の分野でも重要視される「組織風土」は，メンバーが直接的・間接的に知覚して，彼ら・彼女らのモチベーションや行動に影響を及ぼす職場の測定可能な特徴のことを指します．

　Moos らは職場の環境を，強制的で封建的な風土の度合いと，合理的な組織管理が成されている風土の度合いの2つの軸に分けて考えました（図2）[1]．その中で，強制的でなく，合理的で従業員の参加度が高い組織の環境を「Active（いきいき）」と称し，組織のパフォーマンスとのポジティブな関連性を示しています．

学習する組織を作ろう

　では，マネジャーとして組織を運営する場合，どのような性格の組織を目指すべきなのでしょうか．医療・介護分野では，個人としても組織とし

▶組織のいわば「性格」
▶メンバーのモチベーションや行動に影響を及ぼします

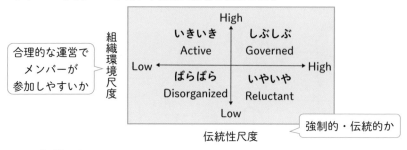

図2. 組織風土
[Moos RH：Work Environment Scale：Manual, Consulting Psychologists Press, California, 1981 より作成]

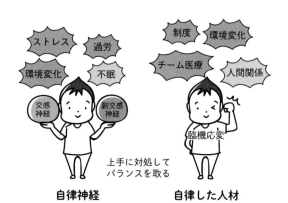

図3. 自律神経と自律した人材

ても実際の現場での対応力が問われます．そのためには，まずはメンバーの一人ひとりが自律している必要があります．

「**自律した人材**」とはどのような人なのでしょう．私たちの自律神経は，身体の内部や外部で起こる連続的な変化に常に臨機応変に対応し，恒常性を維持しています．**自律した人材とは，職場における外的な要素や内的な要素にも臨機応変に対応が可能で，継続的な学習ができる人**とも言えるでしょう（**図3**）．

このような自律した人が増えることは，**学習する組織**を築き上げることにもつながります．学習する組織とは，組織の中のあらゆるレベルで，メ

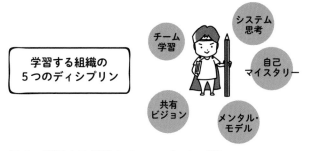

図4. 学習する組織と5つのディシプリン

ンバーの意思決定や学習する能力を引き出す方法を見つけており，なおかつ，ともに学習する術をメンバーが継続的に学んでいる集団です．いわば，**変化に対して継続的に適応する能力を意図的に備えた組織**です．医学の発展は目覚ましく，知識や技術の学び直しが継続的に必要です．また，医療・介護の現場では内部・外部の環境の変化に合わせ，常に何らかの問題を解決することが求められます．このように不確実性が高い状況にあるからこそ，学習する組織を作り上げることの重要性が増すのです．

学習する組織の基盤「5つのディシプリン」

ピーター・M・センゲは，従来のマネジャーのコントロールを基盤とする組織と，学習する組織の根本的な違いは，強制的な命令でも処罰の手段でもなく，学習する組織を作り上げるために自発的に守るべき規律である**5つの基本的なディシプリン**（規律）を身につけているかどうかであるとしています（**図4**）[2]．

この5つのディシプリンとは，**システム思考**（物事のパターンを全体像からシステムとして思考できる），**自己マイスタリー**（精神的な基盤として，個人のビジョンを明確にして達成のために努力できる），**メンタル・モデル**（自分の中のバイアスや先入観を理解している），**共有ビジョン**（組織全体で目標や価値観や使命，作り出そうとする未来を共有していること，またその重要性を理解していること），**チーム学習**（チームのメンバーと一緒に，対話により「ともに考える」能力を有していること，またその重要性を理解していること）であり，一つひとつが不可欠な要素であるとされています．

組織の各メンバーが，自分の考え方や先入観からいったん距離を置き，物事の推移の全体像を捉えることができた上で，共通のビジョンのためにともに考えていくことができれば，その組織は必然的に学習する組織へと変わっていくことでしょう．

STEP UP のための 経営学的キーワード
組織風土，学習する組織，ディシプリン

文　献

1) Moos RH：Work Environment Scale：Manual, Consulting Psychologists Press, California, 1981
2) ピーター・M・センゲ（著），枝廣淳子ほか（訳）：学習する組織―システム思考で未来を創造する―，英治出版，東京，2011

4. 部門全体を任されたら

①組織のニーズを部門に反映させるには

組織を内側と外側から俯瞰してみよう

突然，未来のことを聞かれた！

とうとう，PT の呉田くんはリハビリテーション部門の管理者になりました．ある日，院長から「規模は大きくなったが，リハビリテーション部門をこれからどうしていきたいか，考えはあるかい？」と聞かれ，呉田くんは途方に暮れました．

入職してから部門の長になるまではあっという間でした．病院は新卒採用に積極的で，気がつけば平均年齢 26 歳，PT 30 名，OT 20 名，ST 10 名となり，日々忙しく，目の前の問題に対応する日々を送っていました．迷いながらも若さと勢いで管理者の立場をまっとうしようと努力していたのです．しかし，明確な方針を検討する機会はありませんでした．「患者さんに質の高いリハビリテーションを提供しようとは思っているけど，組織からは何を求められているのか……」．院長の言葉にハッとし，この日からまた悩み始めるのでした．

ビジョンはすべての前提です

患者さんに 1 対 1 で接し，問題点を整理して目標を立てることは日々の業務で行っていることでしょう．目標を立てる際は，言わずもがな患者の ADL や QOL を改善することが前提になっていると思います．組織に置

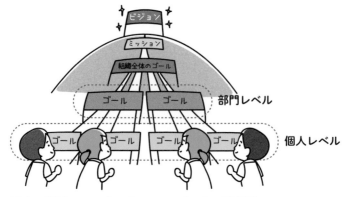

図1. ビジョン・ミッション・ゴールの関係性

き換えると，この「前提」がビジョンであり，ビジョンを持ってミッション（使命）を立て，ゴール（目標）を設定します．

　目標を長期目標と中期目標に分けた場合，時間の幅はそれぞれの施設の考え方に準じて5～10年，1～3年とばらつきがあると思いますが，いずれにしても組織全体の目標，部門の目標に準じて個人の目標を設定し，日々その目標に向けて行動することが組織の成果につながります（**図1**）．自分たちの病院・部門は何を目指しているのか，それを定義して分かりやすく明示しなければ，職員は一定の方向性を持たずバラバラなままで，成果を得ることはできません．

　ドラッカーは著書『マネジメント』の中で，「あらゆる組織において，共通のものの見方，理解，方向づけ，努力を実現するには『われわれの事業は何か，何であるべきか』を定義することが不可欠である」と述べています[1]．そして「企業の目的と使命を定義するときの出発点は顧客である」とも述べています．病院・施設であれば患者・利用者の視点から，自分たちに求められているのは何かを問い，その上で職員が我が事として取り組めるビジョンを策定しましょう．

自分たちの立ち位置を確認しよう（マトリックス分析）

　ビジョンを定めて目標を設定し，戦略を立てるためには分析が必要です．まずは，意味があると思われる**2つの切り口を軸として抽出し，マトリッ**

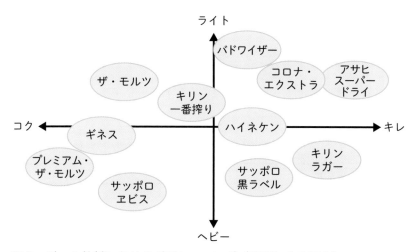

図2. ビール飲料におけるポジショニング（著者による調査）

クスにしてみると良いでしょう．分かりやすい例として，ビール飲料におけるポジショニングをご覧ください（**図2**）．「コクとキレ」と「ライトとヘビー」の2つの軸でビールを分析してみると，有名ブランドの特徴が見てとれ，「確かに」と納得してしまいませんか？

　ビジネスでは，**外部環境分析**（会社の外側；関連業界や自社に影響する法律・政治・経済などの動向）により自社の立ち位置を確認するのですが，これを病院内のリハビリテーション部門に置き換えると，外部環境＝他部署や診療科の動向や診療・介護報酬の動向などになります．それらを参考に2つの軸を設定した1つの例として，横軸を病期，縦軸を自院の役割から見たリハビリテーション実施のニーズとし，疾患別に応じた人員配置（丸の大きさが人数を表す）をプロットしてみました（**図3**）．この図からは急性期の呼吸器疾患と生活期の脳血管疾患，運動器疾患のニーズが高いのに対し，対応する人員が不足していることが伺えます．

SWOT分析で強みと弱みを整理せよ！

　このように外部環境や立ち位置を確認したら，いよいよ内部環境＝自部署の分析です．まずは現状を把握するための客観的なデータを集めましょう．データの偏りを防ぐには，前述のドナベディアンモデル（☞ p141）

C. シチュエーション別リハ部門マネジメント

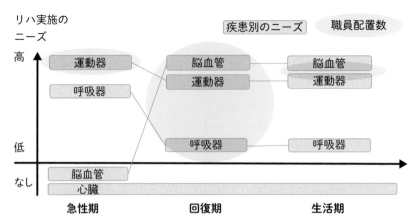

図3. 自院の役割から見たリハビリテーション実施のニーズ
院内のニーズが高い「急性期の呼吸器疾患」と「生活期の脳血管疾患，運動器疾患」に対して，必要な職員が配置できていない．

を参考に，構造・過程・結果の視点からもれなく抽出すると良いでしょう．
　データがあれば自部署の強みや弱みが見えてきます．それらを整理するツールとして **SWOT分析** が使えます．SWOTは **強み（Strength），弱み（Weakness），機会（Opportunity），脅威（Threat）** の頭文字です（**表1**）．自部署のデータを見てプラスとなるものは「強み」（例：リハビリテーション室が広い，カンファレンスが充実している，アウトカムが全国平均を上回るなど）に，マイナスとなるものは「弱み」（例：機器がそろっていない，日によってリハビリテーション提供量にばらつきがある，在院日数が長いなど）に入れてみましょう．
　「強み」と「弱み」は「得意」と「不得意」ではありません．「得意」な仕事であっても，相対的に評価が低いのであれば「弱み」となります．苦手意識があっても，他者に比べて上手にこなせているのであれば「強み」とします．
　外部環境分析で自部署にとってプラスのものを「機会」（例：新しい診療科の医師が赴任する，新病棟建築の計画があるなど）へ，マイナスのものを「脅威」（例：診療報酬点数の引き下げなど）へ整理します．自分自身の「強み」をさらに強めてくれるような追い風や，「弱み」となってい

表1. SWOT分析

	プラス	マイナス
内部環境	**強み** (Strength) 他より勝っている点 自部署でコントロールができる	**弱み** (Weakness) 他より劣っている点 自部署でコントロールができる
外部環境	**機会** (Opportunity) 活用すれば業務が拡大する環境の変化 自部署でコントロールができない	**脅威** (Threat) 放置すれば業績が悪化する環境の変化 自部署でコントロールができない

た部分を覆い隠してくれるような環境変化があれば，それは「機会」となります．追い風とは反対に，向かい風になるのが「脅威」です．「強み」だったものが意味を失ってしまいそうな状況や，「弱み」の部分が強調されるような状況は，「脅威」となります．

　若くして部門のトップマネジャーになった皆さん，マトリックス分析やSWOT分析を活用し，過去の自分と違う視点で現状を俯瞰し，未来を描いてみましょう．

STEP UP のための　経営学的キーワード

> ビジョン，目標管理，マトリックス分析，SWOT分析

文　献

1）ピーター・F・ドラッカー（著），上田惇生（訳）：マネジメント［エッセンシャル版］　―基本と原則―，ダイヤモンド社，東京，2001

Ⅲ　リハビリテーション部門のマネジメントを考えよう

4. 部門全体を任されたら

②戦略的な人的資源管理を行うには

人的資源管理は，長期的な視点をもって
戦略的に行おう

リハ部門の運営はさらに続く！

　いつの間にかリハ部門という大所帯を率いていた呉田くん．今度は，病院の増築に伴い，リハ部門でも診療提供体制の変更が必要となりました．大きなポイントは，循環器病センターの開設に伴い，院長から心臓リハビリテーションを行える環境を整えるように言われたことです．

　心臓リハビリテーションは，今まで呉田くんの病院ではあまり扱ってこなかった領域です．循環器科の医師とともに，まずは施設基準の要件をクリアしなければなりません．そして何より重要なのは，心臓リハビリテーションを提供できる人材を確保・育成することです．準備期間は3年．まずは中期計画を考え始めた呉田くんでした（**図1**）．

まずはコア人材を確保せよ

　医療・介護施設において，人材マネジメントは最も重要といっていいでしょう．最終的にサービスを提供するのは人なのです．ただし，医療専門職は，スペシャリストとしてのスキルアップには熱心ですが，リーダーや幹部への昇進に対するこだわりがそれほど強くない人も多いと思います（本当に自分のやりたいことは，ある程度偉くならないとできないとも思いますが……）．また，業界的にも人的な流動性が高い（すぐに次の仕事

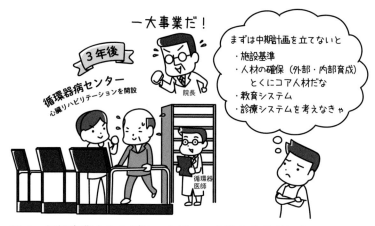

図1. 新規事業立ち上げはマネジャーの腕の見せどころ

場が見つかる）ため，職場が嫌になるとすぐに辞めることができてしまいます．そのような中，組織としていかに**コア人材**を確保できるかがとても重要になります．

　コア人材とは，組織に長期的な競争優位性をもたらすことに大きく貢献できる高度な専門人材や経営人材であり，組織の「強み」に大きく関わる人のことです．このような人は，外部から簡単に確保することは難しいため，**内部で育成していく**ことが必要となります．コア人材になりうる人とそうでない人の特徴を踏まえ（**表1**），将来を有望視される人材には早めにその旨を伝えても良いでしょう．

　コア人材に留まってもらうためにはどのような工夫が必要なのでしょうか．重要なのは，職場や職務に対する内的な動機づけが高まった，いわゆる**「コミットされている」状態を引き出す**ことです（**図2**）．そのためには，キャリアのある程度の段階からリーダーシップを発揮できる方向にもっていくこと，豊富なチャンスを用意すること，業績に応じた行動の自由を許容することなど，組織との関係性を柔軟に考えることが大切です．

戦略的な人的資源管理を展開しよう

　人的資源管理（human resource management）は，ビジョンを達成するために組織の仕組み作りを通して，戦略的に人を動かしていこうという

表1. コア人材を大切に

コア人材の特徴	コアになれない人材の特徴
①困難な仕事を選ぶ	①楽な仕事や楽な方法を選ぶ
②長期ビジョンを持ち前向きに努力している	②目先のことしか考えていない
③どんな障害があっても目的達成のためなら万難を排してまっとうする	③上司だけを見て，言われた仕事を中心にやっている
④問題解決にはいつも明るく前向きに考える	④常に言い訳を考えている
	⑤いつも仕事にメリハリや特徴がない
⑤周りの職員が目標としている	⑥自分を測るメジャーがない
⑥自分の能力，実力を測るメジャーが外部にある	⑦文句は言うが実行が伴わない
⑦まず実行し，そして悪かったら直す	⑧つらいことがあるとすぐに「できない」とあきらめてしまう
⑧継続的に勉強している	⑨周りの雰囲気に流される
⑨自分なりの案をもって提案している	⑩いつも Take を求める
⑩ Take よりも Give を重視する	

〔齋藤清一：病院人材育成とコンピテンシー活用の仕方，経営書院，p69，2006 より作成〕

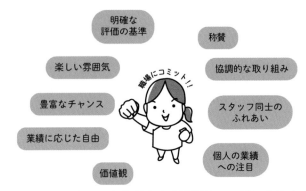

図2. コミットメントを引き出す要素はいっぱいあります

取り組みです．人員配置，報酬，評価制度，能力・キャリア開発などを駆使して，戦略的で有効なスタッフの活用や管理を考えるのです．

　これまで，人的資源管理は多くは人事部門の専門事項と考えられてきました．しかし，人材が最も重要な医療や介護の現場では，人事部門でなくとも各部門のマネジャーたちもこれらのことを理解し，自部署の中で取り組みを進めるべきです．キャリアプランを提示する，OJT（on-the-job

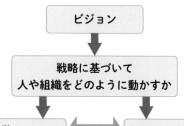

図3. 組織行動学と人的資源管理の関係

training）や教育プログラムを用意する，研究活動を支援する，人事考課制度に基づいた報酬制度を一部でも採用する，戦略的な人員配置を行うなど，事業計画と綿密に連携した管理が重要となります．

　実際には，人や組織の行動に働きかける**組織行動学**と人的資源管理の考え方とを組み合わせたマネジメントを行っていくことになりますが，大切なのはその間の整合性です（**図3**）．これらの間で矛盾がある場合，多くのスタッフはビジョンや目標を見失います．例えば，積極的なキャリア開発を推進しても，費用や時間面での援助は行わないなどの状況は，スタッフのモチベーションにマイナスの影響を及ぼすでしょう．人や組織の行動や態度を理解し，戦略に沿った仕組みを考えることが重要です．

配置転換，ジョブローテーションなどをうまく使おう

　リハビリテーション分野が貢献すべきことは身体機能や認知機能の低下へのアプローチであり，関与すべきはすべての疾患です．疾患別・病期別などで専門性を区切りがちになりますが，なるべく多くの領域で経験を重ねることが，その後の俯瞰的な視点でものを見る能力にもつながります．

　スタッフを同一のレベルで同様のスキルが必要な職務に配置換えする

Ⅲ　リハビリテーション部門のマネジメントを考えよう

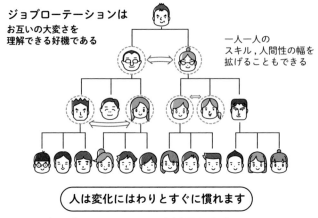

ジョブローテーションは
お互いの大変さを
理解できる好機である

一人一人の
スキル，人間性の幅を
拡げることもできる

人は変化にはわりとすぐに慣れます

図4. ジョブローテーションを活用しよう

ジョブローテーションは，スタッフの活動を多様化し，動機づけを高めることにつながります（**図4**）．仕事が過剰にルーチン化すると，かえって個人の仕事の効率は落ちてしまうのです．ときに，部署の移動を嫌がるスタッフもいるとは思いますが，さまざまなスタッフと働き，いろいろなことを勉強・経験することの重要性を説明していくことが大切でしょう．

「組織をデザインする」という観点を忘れずに

　トップマネジメントでは，地域や組織の中でのニーズを踏まえた上で，常に全体を見渡して職務の調整や組織をデザインし，必要があれば再設計を行う必要があります．この作業を一人で行うことはとてもできません．ミドルマネジャーと意見や情報を交換し，そのときどきで最善の意思決定を行うことが重要です．

　個人の魅力に頼って組織を率いることは，一部のカリスマ性を持つリーダーには可能でしょう．しかし，私たちの多くは凡人であり，そんなことはできません．その代わり，実務型のリーダーとして周りの力を借り，仕組みを作ることで組織を運営していけば良いのです．スタッフ一人ひとりが力を発揮することで，組織として成果を最大化できる．そんな組織を多くの施設で作り出すことができれば，私たちの将来も捨てたものじゃないかもしれませんね．

STEP UP のための 経営学的キーワード

> コア人材, 人的資源管理, 組織行動学, コミットメント, ジョ
> ブローテーション

文　献

1) J. R. カッツェンバック (著), 黒田由貴子 (監訳)：コミットメント経営―高業績社
員の育て方―, ダイヤモンド社, 東京, 2001

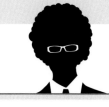

配置転換（ジョブローテーション）のメリット

　リハビリテーション部門の職員には，ジェネラリストとして，かつスペシャリストとしての資質が求められます．多くのリハビリテーション職員を抱えている組織では，リハビリテーション部門内での配置転換を活用して運営を行っているかと思います．

　専門職としてある程度の経験を積むと違う経験をしたいと考えたり，また同じ組織にずっと所属しているとマンネリ化が起こることもあります．配置転換を左遷のように捉え，あまり良い印象を持たない方もいますが，戦略的に行えば，組織のマンネリ化，離職の防止，また組織の知識の転用を促すとも言われています．戦略的に配置転換を進めるためには，組織のトップが配置転換のメリットをしっかりと伝え，定期的に部下・上司とキャリアビジョンについて話し合うことが必要です．

　また，対象者に異動先の組織の体制を伝えてできるだけ障壁を少なくすること，組織ごとにローカルルールがあるため上司や同僚がフォローすることも大切です．配置転換は，異動者のネガティブなイメージに対してメリットを理解させ，しっかり推し進めていくことが成功の秘訣となります．

　配置転換を活用することで，専門職の経験の幅を広げられ，かつ組織としても成長のチャンスが生まれ，とても良い機会が作れるでしょう．

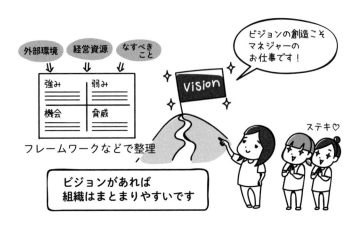

外部環境　経営資源　なすべきこと

強み	弱み
機会	脅威

フレームワークなどで整理

ビジョンの創造こそ
マネジャーの
お仕事です！

ステキ♡

**ビジョンがあれば
組織はまとまりやすいです**

・ビジョンは組織の理想像であり，すべての始まりである
・自分たちの立ち位置を常に確認し，行く道を選択すべし
・環境を可視化するために，フレームワークを活用すべし

　人と人が集まって運営される組織では，メンバーの間で共有される目標（ビジョン）があるかどうかで，組織としての成果が左右されます．目指すべき姿が示されていることで，人は行動を起こすことが容易になるのです．

　組織として進む道の選択肢はたくさんあります．社会や地域などの外部環境，自分たちが持っている経営資源，強み，弱みなどを分析し，かつ，医療や介護という社会的役割を十分認識し，自分たちに求められているものが何なのかを自問自答しながら，行くべき道を選択しなければいけません．

　自分たちの立ち位置を可視化するためには，さまざまな経営理論で用いられているフレームワークが役立ちます．一見，複雑に見える事象も，フレームワークを用いてシンプルに考えることで，何か違う突破口が見えてくることも多くあります．

　みんながワクワクするようなビジョンの創造こそ，マネジャーの大きな仕事といえるでしょう．

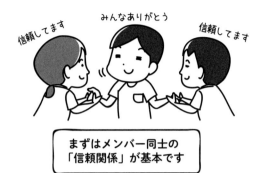

チームを作る上で
雰囲気のコントロールはとっても大切

信頼してます　　みんなありがとう　　信頼してます

まずはメンバー同士の
「信頼関係」が基本です

- 組織の雰囲気を支える基盤は，まずは「信頼関係」である
- 上手に組織をデザインして，組織風土をマネジメントすべし
- チームビルディングで，メンバーをチームプレイヤーに導くべし

　組織の雰囲気は，パフォーマンスに確実に影響を及ぼします．

　その基盤となるのは，まずはメンバー同士の信頼関係でしょう．役職についているから，経験年数が長いから，という理由だけで高圧的に何かを指示しても，おそらくメンバーの理解や行動にはつながりません．相手が効果的に何かを聞き入れるためには，まずは信頼関係の構築が必要なのです．

　風通しの良い組織をデザインすることができれば，メンバーのモチベーションにも良い影響をもたらします．システムやコミュニケーションを通した取り組みで，組織の雰囲気は十分に変えることができるのです．みなが合理的に参加できる組織風土を作ることができれば，自然と成果は得られるでしょう．

　現在の医療・介護現場は，チーム医療が基本です．セラピストだけでなく，多職種との協働を推進しなければいけません．まずはお互いを知り，仲間の組み合わせを考え，小さくても成功体験を経験していくことで，個人プレーを好む人をチームプレイヤーに変えていくことも可能です．

　結果を残せるチームを作るため，積極的に組織の雰囲気づくりを推進してみてはどうでしょうか？

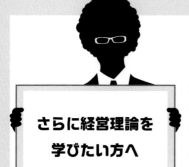

さらに経営理論を
学びたい方へ

　経営理論は現在進行形で新しい概念や考え方が生まれています．本質をついた古典から，細分化・専門化された経営理論のフロンティアまで，現在，筆者がよく参考にしている数冊をご紹介したいと思います．本書を通して経営学に少しでも興味をもっていただいた方々には，次に読んでいただくものとしてお勧めします．

■スティーブン・P・ロビンス（著），高木晴夫（訳）
【新版】組織行動のマネジメント―入門から実践へ
ダイヤモンド社，2009年
組織行動学をメインに，さまざまな観点から組織運営について学問的に語りつくした良書です．長年，この分野の教科書としても評価を得ています．

■フレデリック・ラルー（著），鈴木立哉（訳），嘉村賢州（解説）
ティール組織―マネジメントの常識を覆す次世代型組織の出現
英治出版，2018年
これまでの組織形態の進化を踏まえた上で，世界で現れつつある上下関係のない進化型（ティール）組織について解説しています．とくに，今後の地域包括ケアシステムの運営にとっては示唆のある一冊です．

■入山章栄（著）
ビジネススクールでは学べない世界最先端の経営学　日経BP，2015年
世界の最先端の経営理論について，非常に分かりやすく，日本企業への多くの示唆を含めて説明してくれています．

　また，「リハビリテーション部門のマネジメントに悩む方々の寺子屋」として活動している**コメディカル組織運営研究会**のホームページ（https://www.comsg.jp/）では，月1回のペースでコラムを更新しています．ここでは，各スタッフが興味を持った経営学関連書籍を紹介していますので，ぜひ覗いてみてください．さらに，年1回の学術集会や，定例勉強会なども行っておりますので，興味のある方はぜひご参加ください．

IV

理論から実践へ
落とし込もう

ワークショップ・
グループディスカッション
の作り方

1. ワークショップ・グループ ディスカッションの意義

ワクワクする話し合いをしていますか？

ワークショップって何だろう

　これまで，さまざまな経営理論を紹介してきました．ここからは，マネジャーとして理論と実践の歯車を回すための方法の1つである，ワークショップの活用の仕方を紹介していきます．

　ワークショップとは，「主体的に参加したメンバーが，協働体験を通じて創造と学習を生み出す場」とされていますが，そのやり方は目的によってさまざまです．そこでは，自分の球（意見）を投げつけたり，相手の球（意見）を避けたりするドッジボールとは違い，言葉のキャッチボール，**対話（ダイアログ）**が大切になります．

　ワークショップには，以下の5つの特徴があります．
①参加：多様なメンバーが主体的に参加する
②体験：体験の持ち寄り・共通の体験による創造と学習を行う
③協働：対話という協働作業を通じ相互作用を活発にする
④創造：1人では思いつかないことを発見する
⑤学習：1人では得られない気づきを獲得する

　最も大切なのは，参加しているメンバーが主体的になり，いろいろな意見を出すことです．また，参加しているメンバーの意見を集約する過程で，相互作用により新しい何かが生まれることです．ワークショップは個人だ

けでなく，参加しているメンバーのチームや組織が抱えている課題を解決するための方策を考える場として活用が可能なのです．

ワークショップの概要

ワークショップは次のような場面に用いることができます．

1つ目は，組織に関わるメンバーの知識や経験を引き出し，組織における問題の主体的・自律的な解決を図りたい場合です．2つ目に，組織として意思決定して方向性を定めていく場面で，とくにマネジャーのみによる意思決定ではなく，メンバー間のコンセンサスを得たい場合にも用いられます．また，組織を対象としたものだけでなく，メンバーそれぞれが持っている知識や経験を共有し，新たな気づきを得たり，理解を深めていくような教育の場面にも活用することができます．

ワークショップは，**非構成的ワークショップ**と**構成的ワークショップ**に分かれます．非構成的ワークショップは，テーマや進行方法をチームの参加者に任せるものであり，参加者の持ち味が引き出されます．しかし，参加者の組み合わせによってテーマに対する考え方などの幅が大きいと，意見が出にくい，また出たとしてもまとまりにくい，ワークショップが時間内に終わらずに何を話し合っていたのか分からなくなる，というような問題点もあります．

構成的ワークショップは，そのような問題点を避けるため，あらかじめテーマや進行内容を準備して進めます．この場合，以下の3つの点を考える必要があります．

①誰がどんな環境に集まるのか

メンバーの特性（性格，性別，年齢），役割（マネジャー，新人，ベテラン），参加人数（大人数，少人数）や，どのような環境で行うか（リハビリテーション室，会議室，研修施設）も人の気持ちを大きく左右するため，重要な因子となります．

②何をどんな順番で行うか

プログラムやテーマを用意し，限られた時間の中で何をどのように進めていくかについてのシナリオを準備することで，ワークショップがスムーズに進められます．プログラムやテーマを準備することは，どんな参加者

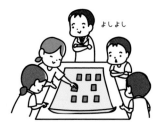

よしよし

■グループワークの舵取り
■事前にプログラムの目的・目標・方向性
　をしっかりと理解
　　・傾聴
　　・ときとしてアサーティブ（他者を尊
　　　重しつつ自分の意見を伝えるよう
　　　に）に指導

図1. ファシリテーターの役割

が集まっても，一定時間の中である程度の成果を生み出すことにつながります．

③ファシリテーター

　ファシリテーターは，ワークショップの舵取りにおいてとても重要な役割を担います．まずは，事前にチームやプログラムの目的，目標や方向性などをしっかりと理解し，ワークショップの流れについて，いろいろと想定しておくことが必要です．ワークショップの間は，参加メンバーの意見を常に傾聴し，発言や気づきを促しつつ表現を手助けしながら，各チームの議論が進行から大幅に遅れることなく，円滑に進むようにサポートしていきます．チームの意見がどのように進むのかを見守ることが基本ですが，ときには，チームと反対の意見を述べ，方向性を誘導することも必要です．ファシリテーターには，プログラムの全体とチームの意見を確認しながら，臨機応変に対応することが求められます．

　複数チームのワークショップにおいて，ファシリテーターが複数いる場合には，チームごとの進行状況を共有することが重要です．ファシリテーターの間で，担当チームを入れ替わって対応することで，また違ったチームの反応が導けることもあるのです．ファシリテーターは，ワークショップの成功を左右するため，十分な打ち合わせやシミュレーションを事前に行い，いろいろな状況に対応ができるようにしておきましょう（**図1**）．

2. ワークショップの種類

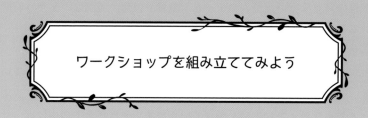

ワークショップを組み立ててみよう

組み立てるためのパーツ

　前述した通り，ワークショップは大きく構成的ワークショップと非構成的ワークショップに分けることができます．ここでは，構成的ワークショップについて，進行や内容を決める際に参考となるワークショップの型や，具体的なアクティビティを紹介していきます．

ワークショップの型

①発散収束型のワークショップ

　参加者の意見を集約するもので，どのようなワークショップでも用いることができます．まずは，テーマとなる枠組みや情報をメンバー全員で共有します．その後は混沌を恐れず，とことん自由に意見を出し合います．質よりも量を意識し，とにかく意見をたくさん挙げていきましょう．そこで出された意見の中から共通するもの・類似するものを整理し，それをもとに意見を絞り込んでいきます．

　この際に，意見を発散することと，集約していくことのメリハリをつけるようにしましょう．意見を出している段階では，個別の意見に対して批判をしたり，変に全体の意見をまとめないようにします．反対に，集約する段階では，新たな考えを思いついたとしても，急な方向転換によって議論が中途半端になることが多いため，なるべく行わない方が良いでしょう．

この意見の発散と集約の切り替えのタイミングが重要であり，ファシリテーターが状況から判断する必要があります．意見がまとまった後は，その成果を振り返ります．複数のチームでのワークショップでは，チーム間で成果の共有を行い，個人やチームで意見や感想，質問などを行う時間を設けると良いでしょう．

②目標探索型のワークショップ

参加者が前向きな心構えで，理想に向けて取り組めるように進めていきます．メンバーが持っている強み，長所，真価，潜在力，活力源，成功体験などのポジティブな内容を挙げていきます．セラピストの中には，仕事柄，問題点を挙げることには慣れていても，ポジティブなことを挙げることは苦手な人も多いため，議論が弱みや問題点ばかりのネガティブな方向へ行かないよう注意します．

挙げられた資源をもとに，どのような理想像を描くかを考えます．「こうありたい！」という夢や情熱をメンバーで共有し，理想の姿を見出していきます．実現性などは考えず，目指すべき理想の姿を具体的なイメージや目標に落とし込んでいくと良いでしょう．目標ができたら，それをどのような方法で達成していくのか，具体的な方策を考えていきます．

アクティビティ

これらを具体的にはどのように進めていけば良いのでしょうか？ 特徴の異なるアクティビティを組み合わせることによって，一連の流れを作ることができます．ここからは，そのアクティビティについて紹介します．

①オープニング

ワークショップの冒頭で用いて場を和ませる，いわゆるアイスブレイクです．心と身体の緊張をほぐし，思考を柔らかくすることによって，スムーズにワークショップに入っていけるようにすることが目的です．

［例：チーム名を決めよう］
　チーム分け後に，チーム名を決めてもらいます．どんな名前でも良いのですが，テーマを絞った方が考えやすくなります．植物や動物など，誰もが知っているものがオススメです．植物であれば「バラ」「サボテン」

「さくら」など，動物であれば「ライオン」「いぬ」「ねこ」などです．チーム名を決める際には，独断や多数決ではなく，メンバー全員のコンセンサスを得て決めるようにしましょう．

②意見を引き出す

ワークショップの序盤で用います．参加者それぞれの過去の体験や，テーマに対する考えや思いなどの意見を引き出していきます．参加者からの意見が少ないことが予想される場合，事前に講義などを通じて必要な知識や情報を提供すると良いでしょう．ここでは，他者からの影響を受けないよう，1人で取り組むことも多くなります．

[例：連想チェーン]

参加者にテーマから連想するものを答えてもらいます．あまり深く考えずに思いついたものを次々と挙げてもらいます．どのような視点で考えれば良いか，ヒントとなるような問いかけが記入されている用紙などを準備しておくと，スムーズに意見を挙げてもらうことができます．

③話し合う

ワークショップの中盤で用います．ここでは参加者同士の話し合いを通じて相互作用を起こします．相互作用には，より考えを広げていくもの，より考えを深めていくもの，互いに考えていくものなどがあります．

[例：対話（ダイアログ）]

お互いの考えを深めるために行う話し合いのことです．お互いの意見に優劣や正否をつける必要はありません．また，意見をまとめて結論を出す必要もありません．できるだけ多くの意見を出し合い，何か新しい考えや気づき，気持ちを共有することが重要です．

④意見を集約する

ワークショップの終盤で用います．今までに出された意見を集約し，相互作用を強めていきます．さまざまな意見やアイデアをどのような形にまとめるかに応じて，多彩なアクティビティを使い分けます．

［例：レーダーチャート（☞ p191 図1)］

　アイデアを評価する切り口を放射状に描いた軸で表し，各々の切り口で評価した結果を軸上に表していきます．それぞれを結んでクモの巣のような多角形を作ることで比較しやすくなります．ものの大小を把握するのに便利であり，その構成の特徴を見ることができます．成績表や身体測定，最近ではストレスチェックの結果もこのレーダーチャートで表すことが多くあります．

⑤成果を共有する

　ワークショップの最後に用いられ，個人や各チームの成果を分かち合うものとなります．締めくくりは，ワークショップの中で得られた気づきをお互いに共有し，次の活動につなげる，いわゆる振り返りのアクティビティが重要となります．

［例：付箋でコメントする］

　各チームの成果物に対して，評価や感想などのコメントを付箋に書いて貼りつけます．通常の質疑応答よりもコメントがしやすく，より多くのフィードバックが可能となります．さらに，ポジティブな意見とネガティブな意見の付箋を色分けをすると，評価が一目瞭然となります．ただし，ポジティブとネガティブの意見をバランスよく貼るように，あらかじめお願いをしておきましょう．とくにコメントを書かずに色分けされたシールを貼るだけという方法もあります．

　以上のようなアクティビティを組み合わせることで，ワークショップをスムーズに進行することができるでしょう（**図1**）．

人数や会場設定

　さらに，ワークショップを行う際には，1つのチームの人数や会場設定にも配慮が必要です．1つのチームを何名にするかによって，課題に対する取り組み方が変わってきます．1人であれば，課題に対する自分の考えを他人に影響されず整理できます．4〜6人では，知識や意見の多様性が高まり，さまざまなアイデアや気づきが生まれます．また，この程度の人

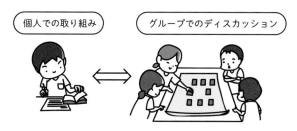

図1. 個人の取り組みとグループの取り組みでメリハリを

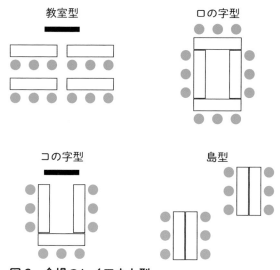

図2. 会場のレイアウト型

数であれば，意見を言わない人，言えない人も生まれにくく，さまざまな意見を共有して全体をまとめた振り返りを行うことができます（これ以上の人数になると，怠けて楽をする人，いわゆるフリーライダーが生まれる可能性が高くなります）．

　会場のレイアウト設定も，内容によって変えると良いでしょう（**図2**）．講義に向いている形式が教室型です．これは，学校のようにすべての机が1つの演台方向を向いている形式となります．ただし，参加者全員で意見を交換するような場面には向きません．

参加者同士が顔を合わせられ，適度な距離感で意見交換できる形式がロの字型です．文字通り机を「ロ」の形に配置して，その周りに椅子を置いて座ります．この場合，机の中央部分がデッドスペースとなるため，ある程度の会場の広さが必要となります．ロの字型と似ている形式に，コの字型があります．これは，「コ」の形に机を配置したものとなります．ロの字型の一辺を抜いた形でもあり，その位置にプロジェクターなどを置いてプレゼンテーションなどを行う際に使われます．コの字型もロの字型と同じく，会場にある程度のスペースが必要となります．

　数名単位で意見交換やディスカッションを行うのに向いているのが島型です．4〜6名ほどで1つの島となるように机の周りに椅子を配置し，会場内には複数の島ができる形となります．1つのチームあたりの人数が少ないため，積極的な意見交換が期待できます．また，チーム内での親睦も深めやすく，小学生の頃の給食の光景がこの形であった方も多いのではないでしょうか．

良質な意見交換を
していくために

スタッフとの対話や意見交換, 皆さんはできていますか?「最近の若い子は考えが分からない」「口うるさい上司や先輩と話すのは面倒くさい」などの意見も聞こえてきそうですね. しかし, 臨床の中や会議の場で何気なく行われているスタッフとの対話を通じた良質な意見交換は, 組織の活性化のために重要です.

　対話の中には, 実はいくつかのタイプが存在します. ピーター・M・センゲの『学習する組織』では, 対話にはダイアログとディスカッションという2つの基本タイプがあり, どちらもチームが生成的な学習を継続していくために重要であるとしています.

　ディスカッションとは, 共通の関心事であるテーマが, 参加者の発言によりさまざまな観点から分析され, 吟味されることです. その目的は, 自分の意見を相手に認識させることになります. 一方, ダイアログは, 自分の推測や思い込みをいったん置くことでお互いに自由に話し合い, 1人の人間の理解を超え, 複雑で難しい問題でもさまざまな観点から集団で探求することを目的としています.

　一般的に, 何かを話し合うときの総称としては「ディスカッション」という言葉が用いられることが多いと思います. その理解をもう一歩進めて, ディスカッションから「ダイアログ」という段階に進めてみてはいかがでしょうか. スタッフとのコミュニケーションが難しくなる昨今, 対話の質の向上は大変かもしれません. しかし, 自身の考えを推し進めるだけでなく, お互いが自由な気持ちで向き合うダイアログができれば, 必然とスタッフの意見を聴取することが容易になるのではないでしょうか. そしてそれは, 組織運営を行う上でも, チームの質の向上や問題解決の糸口につながる可能性が高くなると思いませんか?

ピーター・M・センゲ(著), 枝廣淳子ほか(訳):学習する組織—システム思考で未来を創造する—, 英治出版, 東京, 2011

3. ワークショップの準備

事前にしっかり準備をしましょう

何よりも段取りが大切です

　ここでは，実際にワークショップを行う際の準備について順を追って説明します．一般的に，会議は段取りで決まると言われています．ワークショップにおいても，具体的に段取りを決めることが成功のカギです．では，その手順について見ていきましょう．

①ワークショップのコンセプトを固めよう

　どのような人を対象に，何を目的とするのかを明確にしましょう．ワークショップを行うことの背景には，それを必要とする理由があります．例えば，「新人教育をもっと充実させたい」という背景に対して，「直接指導をするミドルマネジャーを対象にして来年度の新人教育のアイデアを出す」という目的でワークショップを実施する，といった具合です．参加する対象者が，より明確に目的意識をもって取り組めるようにコンセプトを固めることが重要です．

②プログラムの型を決めよう

　プログラムをあえて細かく作らない場合は，自由な発想を得やすく，場の雰囲気を活かすことができますが，ファシリテーターの能力に委ねられる部分が大きくなります．作り込む場合は，最初に大まかな流れを決めておきます．前述したようにワークショップにはいくつかの型がありますので，その中から目的に合うものを選ぶと良いでしょう．

③プログラムの詳細を作ろう

ワークショップの目標，手順，スケジュールやプログラムの型の詳細を作ります．シナリオとして Excel シートなどにまとめると（**表1**），ファシリテーターの間で共有しやすくなります．時間軸に沿って，やるべきことを細かく書き連ねていきます．あわせて，当日の役割分担も決めておきましょう．小道具の準備も忘れてはなりません．チェックシートを作成しておくと漏れがなく安心でしょう．

④参加者への周知

開催日の日時・場所を周知した上で，ワークショップに参加する心構え（グラウンドルール）を明確にします．ルールを守ることで，ワークショップ全体でみんなが不快にならず，楽しく主体的に参加できる手助けとなります．参加者が準備しておくべき資料や把握してほしいデータなどがあれば，この段階でお願いすると良いでしょう．

⑤シミュレーション

最後にシミュレーションを行うことで，ワークショップの進行を確認します．とくに，いくつかのチームでワークショップを行う場合には，ファシリテーターの舵取りが重要となります．シミュレーションでファシリテーター間の意識の統一や用語の整理をしっかり行い，共通認識や問題発生時の相談体制などを，臨機応変に対応できるよう確認します．

ワークショップのプログラムは，大きく分けて，オープニング，本体，クロージングの3つとなります．

1）オープニング

いわゆる導入部分であり，ワークショップの狙いや目的，ゴール，進め方，ルールなどを全員で共有することが目的となります．チームのメンバーが話しやすくするために，打ち解けるためのアクティビティを行うと良いでしょう（☞ p178）．

2）本　体

ワークショップの核となる部分です．いくつかのセッションに区切ってそれらをつなげ，最終的にテーマに沿った成果をグループとして作っていきます．成果は，ワークショップ参加者全体の財産です．そのため，何らかの形で必ず共有することが大切です．

3）クロージング

　ワークショップのまとめにあたります．振り返りを行い，スッキリとワークショップを終えましょう．「終わり良ければ，すべて良し！」です．

　以下は「組織として理想のリハビリテーションを提供し続けるには」をテーマにした事例です．準備の手順に沿って確認してみましょう．

---

①コンセプトを固める

テーマ：組織として理想のリハビリテーションを提供し続けるには
目的：経営学的視点でのアイデアの発散から集約を行う
時間：240分（うちディスカッション120分，共有60分）
対象：さまざまな施設のリハビリテーション部門のミドルマネジャー
　　　100名（5名×20チーム）

②ワークショップの型を決める

型：目標探索型のワークショップ
　　資源を発見する → 理想を掲げる → 目標を立ち上げる
　　→ 方策を考える

③プログラムの詳細を作る

シナリオをまとめる（表1）．
物品に関してもチェックシートを準備する．

番号	機材・備品名	数量	☑欄	備考
1	講師用PC	1		
2	プロジェクター	1		
3	講師演台	1		
4	ネームプレート（アクリルL型またはV型カード立て）	20		
5	マイク（ワイヤレス）	3		講師（1本）、進行役（1本）、参加者（1本：質疑応答）
6	「いいね」シール　一班100	2000枚		100枚×20テーブル
7	模造紙　白 20枚	1		
8	付箋 75×75mm 450枚 パステルカラー	2		
9	付箋 75×25mm 100枚×20個 ピンク	1		
10	付箋 75×25mm 100枚×20個 ブルー	1		

表1. ワークショップ・プログラムのシナリオ例

	時間	内容	ファシリテーター・タスク
オープニング	13:00〜 (30分)	●グループワークでの注意点（グラウンドルール）の説明 ■アイスブレイク ・自己紹介「呼ばれたい名前」 ・ワークショップの間だけ使う「自分が呼ばれたいニックネーム」をつけ、その名前をつけた理由から自己紹介を始める ●グループの名前を決めましょう ・ワークショップの名前を決める ・最初の協働作業としてグループ名を決める ・最後は多数決ではなく、必ず全員のコンセンサスで決定する	・グループ用の名札を配布する ・決まらなさそうなところには、名前の候補リストを提示する ・時間があれば1〜3グループに発表してもらう
本体	13:30〜 (120分)	●組織として理想のリハビリテーションを提供し続けるには』経営学的視点でのアイデアの発散から集約を行う [狙い・目的] 組織として理想のリハビリテーションを提供し続けるには』 ■個人で取り組む ■資源の抽出 ・自分の組織の中にあるセラピストとしての強み、医療機関としての強み、長所、真価、潜在力、活力源。これまでの成功体験を付箋に書き出す ■グループディスカッション1 ■手順1：グループディスカッションのルール説明 ■手順1：「資源」の共有 ・付箋の内容をレーダーチャートの作成と共有 ・付箋の内容をレーダーチャートの領域ごとに分類し、模造紙に貼りつけていく ■手順2：「ビジョン」に関する内容は、レーダーチャート中央の「ビジョン」の部分に貼る ・1人ずつ付箋を出し、メンバーで確認しながら分類する ■手順3：「ビジョン」の作成、共有する ・講義の内容を書き出した内容をもとに、最大公約数的な考え方でグループとして理想のビジョンを掲げ、共有する ■手順4：(個人ワーク) ビジョンを達成するための目標や方策を考える ■優先順位の検討 ・優先順位の高い「方策」の立案を考える ・個人ワークで出た目標を共有し、グループとしてビジョンを達成するため、とくに重要と思われる3領域を選択する ・選択した3領域で、ビジョンを達成するためのより具体的な方策を立案する ■グループディスカッション2 [狙い・目的] 多様なアイデア・意見の共有、振り返り ■手順1：各班で「方策」を決め、その際に付箋でコメントを残す ・各班でテーブルに残る人3人1名を選出 ・その他のメンバー（は他の班（4班分）をテーブルに回る ・各班のメンバー（は他の班（4班分）を5分ごとに回る）、良い方策だと思ったものに「いいね」シールを貼る ・感想・質問は青の付箋に書いて貼ってもらう ■手順2：自分の班に戻って、残されたコメントについて議論する ■手順3：全体でのフリーディスカッション	・個人作業用の付箋を配布 ・ポジティブな内容をできるだけ具体的に書き出すよう促す（ネガティブな内容にならないよう注意） ・模造紙とレーダーチャートをテーブルにセットする ・分類をアシストする ・A4用紙にビジョンを記入、レーダーチャートの中央に貼ってもらう ・目標は具体的に立ててもらうよう促す ・ビジョン達成のために○○ができる ・ビジョン達成のために○○する ・赤ペンとピンク色の付箋を配布 ・具体的施策を赤ペンでピンク色の付箋に記入してもらい、模造紙＆レーダーチャートの中央に貼る ・いいねシール、青の付箋を各班に配布 ・写真撮影はOK
クロージング	16:30〜 17:00 (30分)	●沈黙 ●少しの時間目を閉じて（作業を止めて何もせずに）、グループワーク前後の心情の変化を振り返る ■全体の振り返り ●全体でのフリーディスカッション ・他のグループの振り返りを共有する	・経営学的視点からコメント

IV　部門から実践へ落とし込む

187

④参加者への周知

日時や場所などを記載した案内を配布する.

「組織として理想のリハビリテーションを
提供し続けるには」
ワークショップの案内

日時：●月●日（〇曜日）　13：00〜17：00
場所：〇〇病院　会議室

参加者へのお願い（グラウンドルール）

●上下関係を持ち込まず，対等にお話ししましょう！
　・対等な立場で議論しましょう.
　・「さん」づけで呼び合いましょう.
●お互いの発言をちゃんと聞き合いましょう！
　・人の話を遮らない.
　・発言はコンパクトに.
●前向きになってもらいたい！
　・思いついたことはどんどん発言しましょう.
　・出た意見はどんどんメモしましょう.
●楽しく参加してもらいたい！
　・どうせやるからには楽しみましょう.
●ここで話し合ったことは他言無用！

⑤シミュレーション

ファシリテーター役，参加者役を決め，プログラムの詳細に沿って
シミュレーションを行う.

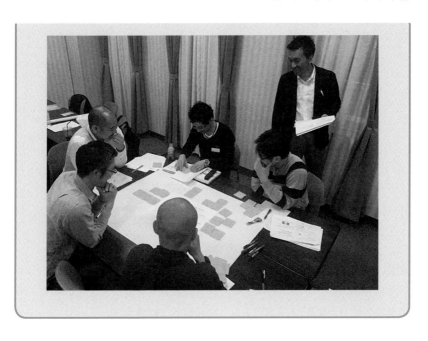

4. ワークショップの実施

三人寄れば文殊の知恵

実際のワークショップを覗いてみよう

　それでは，ワークショップでどのような意見が挙がったのか，また，その整理の仕方を，前述の事例をもとに紹介していきます.

　ここでは，意見を整理するためにレーダーチャートを利用し，項目ごとに意見を落とし込んでいきます（**図1**）．項目は次の9つとしました．最初にレーダーチャートの周りの8つの項目について意見を挙げ，その後，理想のビジョンと目標・方策を検討するという流れになります.

①財務管理

　リハビリテーション部門のコスト管理の状況や，病院の経営陣より求められていることなどについて落とし込みます.

> 「黒字部門」「黒字がやや多い」
> 「1日（最低）18単位の業務管理」

②事業計画・マーケティング

　組織の短期・中期・長期計画を立てる上で苦労していることや，リハビリテーション部門の院内での立ち位置を考える上でのことなどについて落とし込みます.

> 例）自分たちの施設の利用者の特性（疾患，人数，地域特性など）
> 　　自分たちの部門の組織内での立ち位置

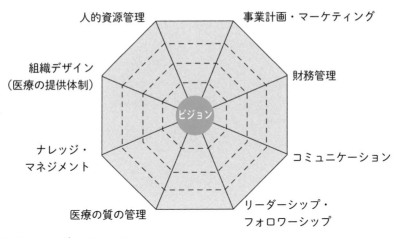

図1．レーダーチャート

自分たちの組織の地域内での立ち位置
外部環境の変化
短期・中期・長期的な計画

「80年以上続く病院」
「近隣に入院できる病院が少ない」
「急性期〜地域まで対応している」
「訪問サテライトを2ヵ所置いている」
「スポーツに特化している」
「グループで病院，クリニック，老健，特養に対応している」
「病院内におけるリハビリテーション部の立ち位置が定まっている（信頼度が高い）」

③人的資源管理

　人材管理やマネジャー育成における強み・弱みなどについて落とし込みます．

例）教育プログラムを用意している
　　研究支援を行っている

人事評価に基づいた報酬制度を採用している
戦略的な人員配置を行っている

「経験年数が長い人が多い」「新人教育に力を入れている」
「若いスタッフが多いので勢いはある」「全体が若い」
「新人，中堅，学生教育を構築している」
「リハスタッフ 50 名」
「患者に対してエネルギッシュ」
「勉強に対する努力家が多い」「外部活動（研修，トレーナー）が活発」

④組織デザイン（医療の提供体制）

部内のチーム体制や，チームの連携を構築する上での強み・弱みなどについて落とし込みます．

例）指揮命令系統を明確にしている
　　1 人の管理範囲が適切である
　　意思決定の権限を現場に委譲している

「スタッフ数が多くフォローがしやすい」
「術後の外来リハができる」
「リハ室が広い」
「疾患別担当制により質の高いものを提供できる体制である」

⑤ナレッジ・マネジメント

スタッフの技術や知識量を保つ環境や，スタッフ間の情報共有をする上での強み・弱みなどを落とし込みます．

例）スタッフの知識や技術を共有できるよう勉強会を行っている
　　資料を保存しいつでも誰でも閲覧できるようにしている
　　若手が常にアドバイスをもらえる環境を用意している

「各個人の専門性が高く，他の人に教えられる」

⑥医療の質の管理

　提供する医療サービスの質を保つことや，医療の質を判断するための指標を決めるときに苦労していることなどを落とし込みます．

> 例）構造，プロセス，アウトカムを管理している
> 　　臨床指標を用いて自分たちの診療成績を評価している
>
> 「研究活動に力を入れるようになった」
> 「web 研修システムを購入し，外部研修費用をかけなくても研鑽できる体制を作っている」
> 「学会賞を Get」

⑦リーダーシップ・フォロワーシップ

　リーダー・フォロワーとしての状況について落とし込みます．

> 「リハビリテーション専門以外の役割を担っている（退院支援，医療安全，多職種連携の中心など）」
> 「リーダーシップをとれる人がいる」

⑧コミュニケーション

　上司・部下などスタッフ間や他職種との関係性について落とし込みます．

> 例）メンバー間の意思伝達
> 　　統制，動機づけ，感情表現，情報の伝達
>
> 「スタッフ間の仲が良い」「職場内結婚が多い」
> 「部署間の仲が良い」「他職種とのコミュニケーションが良好」
> 「医師に話しかけやすい」
> 「チームワークがとれる」「情報共有できた」

⑨ビジョン

　講義の内容や上記の挙げられた意見（資源）をもとに，最大公約数的な考え方で，グループとしての理想のビジョンを掲げます．ビジョンとは，企業・組織の存在意識や使命を普遍的な形で表した，基本的な価値観，行

動目標，組織の目標，理想などを掲げたもののことです．

> 「三方よし」　患者よし，職員よし，社会よし

次に，このビジョンを達成するための目標や方策を考えてみましょう．

> 目標：患者に質の高いリハビリテーションを提供する
> 方策：ノウハウ，プロトコル作り
> 　　　地域間での人事交流
> 　　　多様な勤務体制
> 　　　AI（人工知能）のためのデータ収集
> 　　　士会事業としてコンサルティング
> 　　　マッチング制度
> 　　　ドラフト制度
> 　　　治療成績に応じて診療報酬を変える

レーダーチャートを利用してチームメンバーとワークショップを実施した結果，どのような強み，長所，真価，潜在力，活力源，成功体験が挙がったでしょうか．

5. 成果の共有

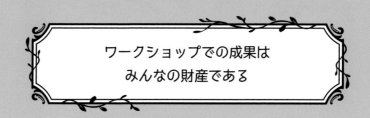

ワークショップでの成果は
みんなの財産である

参加者みんなで共有しよう

　最後に，グループディスカッションの成果を参加者で共有しましょう．また，ワークショップでは成果を分かち合うのも大切ですが，活動そのものを振り返り，次の活動につなげていくことも重要となります．

　成果を共有する方法として，プレゼンテーション型，ポスターセッション型，回遊型などがあります（図1）．回遊型では，複数のチームでワークショップを行っている場合に，成果をその場に残し，順番，もしくは自由に他チームの成果を眺めて回ります．また，ポスターセッション型や回遊型では，成果に対し付箋にてコメントを貼りつけることも有用です．今回の事例で作成したレーダーチャートは図2のようになりました．

①各チームを回遊する

- ・1名は自分のチームに残り，その他の人が回遊をします．
- ・良い意見だと思ったものに「いいねシール」を貼ります．
- ・感想や意見は付箋でコメントを残します．

「セラピストのドラフト制度」→「どのようにドラフトしますか？」
「多様な勤務体制」→いいね！
「地域間人事交流」→「どの地域サイズですか？」「見学ならできそう」
「ノウハウ，プロトコル作り」→「プロトコル作りは実行できそう！何か具体的なプロトコルはありますか？」

成果物は参加者全員の財産です
必ずみんなで共有しましょう

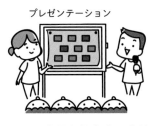
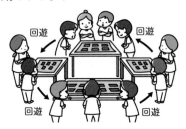

図1. 成果を共有する方法

「AIのためのデータ収集」→「治療成績の基準的なものが明らかになるので，とても良い取り組みかと思います」

②自分の班に戻って，残されたコメントについて議論する
③全体でのフリーディスカッション
　他の班からの質問に対する回答を，全体で発表し共有します．

活動を振り返ろう
　活動を振り返る方法としては，ワークショップを終えた今の心境を語ってもらう「チェックアウト」や，少しの間一言も話さずに振り返る「沈黙」と呼ばれるアクティビティがあります．

　最後に，事例のワークショップに参加したチームメンバーからの感想を紹介します．

・ワークショップに参加しているメンバーのいろいろな意見が聞けて良かった．
・思考が1つに偏らず，広がることができた．
・プログラムに沿って意見をまとめていくことで整理できた．
・ワークショップを通して考えることで，短絡的な思考から脱することができた．
・普段から注目している点が偏っていることに気づいた．

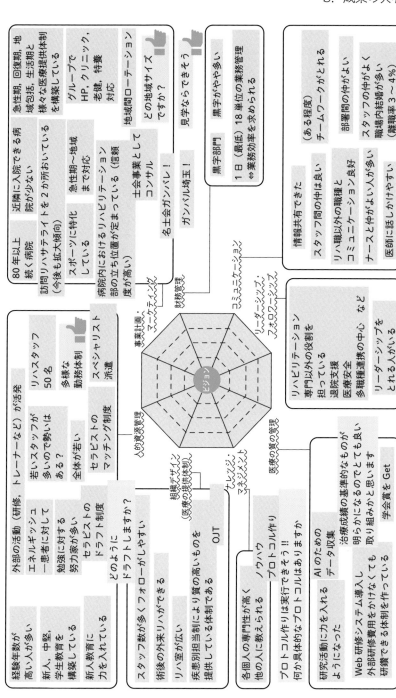

図2. ワークショップの成果例

理論から実践へ落とし込む　IV

このように，ワークショップを行った後では，いろいろな気づきや経験が得られます．ぜひ，皆さんも身近なテーマからでもワークショップに取り組んでみてはいかがでしょうか．

文　献

1）堀　公俊ほか：ワークショップ・デザイン－知をつむぐ対話の場づくり－，日本経済新聞出版社，東京，2008

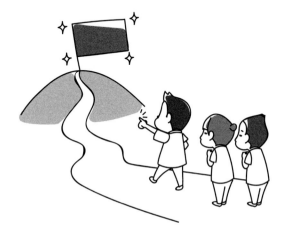

あとがき

　最後まで本書を読み進めてくれた皆さん，ありがとうございます．

　経営学を学び始めたころは，まさかこのような本を作ることになるとは思っていませんでした．おそらく，経営学用語の使い方もままならず，いま聞いたらとてつもなく不思議で不気味なことを言っていたかもしれません（笑）．

　医療や介護の現場では，これからますます私たちの柔軟な考えや臨機応変な対応が求められてきます．求められる対応とは，あくまで外部環境や他職種との関係性で決まってくるものです．そのため不確実性が高い環境の中，組織の舵取りの役割を担う人の重要性が今後間違いなく増してくるものと思われます．

　そのような任に就いた人は，大きな責任を担うことになります．しかしその一方で，周囲と協働・調和・連携することで，個人で成し遂げられる結果より，何倍もの成果を得るチャンスを得たことにもなるのです．これが，組織運営の魅力でもあり，醍醐味でもあるかもしれません．

　いろいろと偉そうなことを書いてきましたが，組織運営の現場はつねに「トライ＆エラー」であると感じています．私自身も，もっとあのとき言っておけば良かった，こうしておけば良かった，と思っていることがたくさんあります．しかし，それらの失敗や後悔から，どんな小さなことでもいいから学びとり，次に活かしていくことが大切であると強く思います．

　本文中にも記しましたが，マネジャーの業務は決して派手なものではありません．客観的な部門データから未来を見据えた上でおおまかな方針を決め，それを実現させるために度重なる根回しや交渉を行い，膨大な書類を作成して関係各所に説明を行い，そして何よりも忍耐強くその取り組みを周囲とともに推し進めることが求められる場面も多くあります．しかし，組織として何かしらの成果を上げられたときは，おそらく自分自身のことよりも数倍もうれしいものでもあるのです．

皆さんの職場が,「患者さんの ADL が改善して良かった！」と思うのと同じように,「この取り組みがうまくいって良かった！」「スタッフのあの子が成長して良かった！」と思える組織であることを願っています.

　本書を制作する過程では,たくさんの方々にご協力いただきました.
　まずは,コメディカル組織運営研究会の代表でもあり,本書の共同編集者でもある岩﨑裕子先生や,研究会の運営スタッフの皆さん.いつも,私の無茶ぶりに対応していただき感謝しています.5 年ほど前にたった 4 人で立ち上げたこの研究会が,徐々に仲間を増やし,活動を続けることができたことをとてもうれしく思います.本書の制作も,皆さんのアイデアがあってのことです.今後も,悩めるマネジャーの寺子屋的存在として,ともに歩んで行きましょう.
　また,同じく共同編集者であり博士課程の恩師でもある立教大学経営学部の亀川雅人先生.先生には,経営学用語をうまく使いこなせていないとおぼしき頃より,多大なるご指導といろいろなチャンスを頂き,感謝してもしきれません.今後も,お体に気をつけて長きにわたるご活躍をお祈り申し上げます.
　最後に,研究会の発足当時からその存在に注目していただき,今回,老舗の医学書の出版社としては非常にチャレンジングなこの企画を,書籍という形に結実していただいた南江堂の枳殻さんに心より感謝申し上げます.

八木麻衣子

索引

204

編者紹介

かめかわ まさと
亀川 雅人
●博士（経営学）
●立教大学経営学部教授，立教大学大学院ビジネスデザイン研究科委員長
●現在，日本マネジメント学会会長，経営行動研究学会副会長．これまでにビジネスクリエーター研究学会会長，日本経営分析学会副会長，日本ディスクロージャー研究学会副会長，日本経営学会理事，経営関連学会協議会理事，日本財務管理学会理事，日本経営財務研究学会評議員等を務める．
●最近の著書には，『株式会社の資本論』（中央経済社，2018），『ガバナンスと利潤の経済学』（創成社，2015），『大人の経営学』（創成社，2012）などがある．

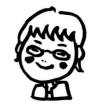

いわさき ゆうこ
岩﨑 裕子
●博士（経営学）
● YMCA 米子医療福祉専門学校理学療法士科科長
●理学療法士，専門理学療法士（教育・管理），日本理学療法教育学会運営幹事，産業・組織心理学会理事，コメディカル組織運営研究会代表
●養成校にて教鞭をとる傍ら，理学療法士のキャリア形成やリーダーシップ論を中心に研究活動を行う．つねにクリティカル・シンキングの姿勢をつらぬくとともに，理学療法士の知識・技術を正しく扱える「人としてあたりまえの常識をもった」理学療法士の育成に励む．

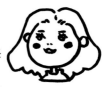

やぎ まいこ
八木 麻衣子
●博士（経営管理学）
●聖マリアンナ医科大学東横病院リハビリテーション室技術課長補佐
●理学療法士，立教大学兼任講師，コメディカル組織運営研究会運営メンバー
●臨床にて診療・教育・研究を行う傍ら，これまで学んできた経営理論に基づいて種をまいてみて実践してみては，医療現場での適合を観察する日々を送る．人工知能と機械学習とプログラミングに興味のある今日この頃．

リハセラピストのためのやさしい経営学(マネジメント)

2020 年 3 月 20 日　発行	編集者　八木麻衣子, 岩﨑裕子, 　　　　亀川雅人 発行者　小立鉦彦 発行所　株式会社　南　江　堂 ☎113-8410　東京都文京区本郷三丁目 42 番 6 号 ☎(出版)03-3811-7236　(営業)03-3811-7239 ホームページ https://www.nankodo.co.jp/ 印刷・製本　壮光舎印刷 装丁　渡邊真介

The Essentials of Business Administration for Rehabilitation Therapists
ⒸNankodo Co., Ltd., 2020